Katharina Brinkmann

50 Workouts Yoga

Die besten Übungsreihen für Kraft, Beweglichkeit und Entspannung

riva

Bibliografische Information der Deutschen Nationalbibliothek
Die Deutsche Nationalbibliothek verzeichnet diese Publikation in der Deutschen Nationalbibliografie. Detaillierte bibliografische Daten sind im Internet über https://dnb.de abrufbar.

Für Fragen und Anregungen
info@m-vg.de

Wichtige Hinweise
Dieses Buch ist für Lernzwecke gedacht. Es stellt keinen Ersatz für eine individuelle medizinische Beratung dar und sollte auch nicht als solcher benutzt werden. Wenn Sie medizinischen Rat einholen wollen, konsultieren Sie bitte einen qualifizierten Arzt. Der Verlag und die Autorin haften für keine nachteiligen Auswirkungen, die in einem direkten oder indirekten Zusammenhang mit den Informationen stehen, die in diesem Buch enthalten sind.

Ausschließlich zum Zweck der besseren Lesbarkeit wurde auf eine genderspezifische Schreibweise sowie eine Mehrfachbezeichnung verzichtet. Alle personenbezogenen Bezeichnungen sind somit geschlechtsneutral zu verstehen.

Originalausgabe
8. Auflage 2025

Türkenstraße 89
80799 München
Tel.: 089 651285-0

Redaktion: Anna Cavelius
Umschlaggestaltung: Manuela Amode, München
Layout: Meike Herzog, www.alpsee-design.de
Satz: Daniel Förster, Belgern
Bildnachweis: Illustrationen auf dem Umschlag und im Innenteil: evoletics – ein Produkt der science on field GmbH
Druck: Florjancic Tisk d.o.o., Slowenien
Printed in the EU

Wir produzieren nachhaltig
www.m-vg.de

ISBN Print 978-3-7423-0298-4
ISBN E-Book (EPUB, Mobi) 978-3-7453-0211-0

Inhalt

Yoga – 50 Workouts für mehr Abwechslung

1

Was Yoga ausmacht

Gleichgewicht und Balance, das ständige Auf und Ab zwischen Stress und Ruhe, machen unseren Alltag aus. Mal strebt unser Körper nach kraftvollen Bewegungen, mal ist es effektiver, weniger zu machen. Im Lauf des Tages oder der Woche sind wir völlig verschiedenen Belastungen ausgesetzt; auch von Mensch zu Mensch werden die Anforderungen unterschiedlich wahrgenommen. Eines steht jedoch immer im Zentrum: Unser Körper strebt nach Gleichgewicht. Mal brauchen wir mehr Beweglichkeit, mal mehr Kraft, am Morgen einen guten Einstieg in den Tag, am Abend Entlastung und Ausgleich. Bei körperlichen Beschwerden wünschen wir uns gezielte Übungen, um diese zu lindern. Yoga bietet auf körperlicher Ebene ein perfektes Zusammenspiel von Dehnung, Kräftigung und Entspannung. Atemübungen und ein achtsamer Umgang mit sich selbst decken auch den geistigen Bereich ab, sodass Yoga immer wirkt und guttut – in jeder Lebenslage.

In diesem Buch finden Sie Workouts zu den verschiedenen Zielsetzungen und Themen. So können Sie gezielt, je nach Tagesform, Tageszeit und körperlichen Voraussetzungen, für bestmögliche Resultate jederzeit effektiv an Ihren Zielen arbeiten.

Warum Yoga?

Yoga wird auf unterschiedlichste Art und Weise auf der ganzen Welt praktiziert. Was ursprünglich als philosophische Weisheitslehre in Indien entstanden ist, hat sich bei uns in der westlichen Welt in den letzten Jahrhunderten zu einer eher körperlichen Übungsform entwickelt. Dennoch ist Yoga auch in der westlichen Welt weit mehr als »nur« ein Workout. Die körperlichen Vorteile liegen auf der Hand: Yoga macht stark, beweglich, geschmeidig und stärkt das Bindegewebe. Yoga ist aber vor allem auch dafür bekannt, dass es Stress abbaut und bei körperlichen Beschwerden, wie Rückenproblemen oder Verspannungen, helfen kann.

Kraft, Beweglichkeit und Entspannung – die Mischung macht's

Vorbeugen, Rückbeugen, Rotationen, Umkehrhaltungen, einbeinige Balancehaltungen – die komplexen Haltungen fördern die Beweglichkeit von Kopf bis Fuß und auf allen Bewegungsebenen, und das auf allen vieren und sogar auf dem Kopf. Die motorischen Fähigkeiten werden auf sämtlichen Ebenen trainiert. Gerade die kraftvollen Herausforderungen werden im Yoga oft unterschätzt. Wer jedoch einmal einen Sonnengruß praktiziert hat oder eine Power-Yoga-Stunde besucht hat, weiß, wie viel Stützarbeit aus den Händen, Schultern und dem Rumpf man hier leisten muss. In der Kombination mit der Entspannung am Ende jeder Einheit kostet Yoga keine Energie, sondern spendet immer wieder neue. Neben dem körperlichen Trainingseffekt kommt noch die heilsame Wirkung der bewussten Atmung hinzu. Denn die Atmung spielt eine entscheidende Rolle im Gesamtsystem des Menschen. Wie wir atmen, hat nicht nur körperliche Auswirkungen, sondern beeinflusst auch die Psyche massiv.

Für Körper und Geist

Aufmerksamkeit und die Konzentration auf das gegenwärtige Tun gehören genauso zum Training wie die Übungen an sich. Allein Atmung und Bewegung miteinander in Einklang zu bringen, erfordert ein hohes Maß an Aufmerksamkeit. Alle störenden Gedanken bleiben dabei außen vor. Aus diesem Grund fühlt sich die Gedankenwelt nach dem Yoga oft klarer an als davor, denn das Fokussieren auf das Wesentliche (Atmung und Körper) lassen keinen Raum für Ablenkung.

Die Atmung als Schlüssel zur Entspannung

Tiefes, langsames Atmen wirkt auf alle Menschen gleich: es beruhigt. Das Ausatmen aktiviert den Parasympathikus, den Ruhenerv. Ein bewusstes, ruhiges Atmen signalisiert dem Nervensystem, dass wir gerade völlig entspannt sind – ein kleiner Trick, um uns etwas Gutes zu tun. Denn sobald der Parasympathikus angeregt ist, kann der »stressende« Gegenspieler, der Sympathikus, nicht aktiv sein. Ein tiefes und bewusstes Ausatmen hilft also nicht nur im Yoga, um geschmeidiger in die Haltungen zu kommen, sondern kann in allen Lebenslagen zur Entspannung beitragen.

Immer und überall einsetzbar

Yoga kann immer und überall praktiziert werden. Ob drinnen oder draußen, allein oder in der Gruppe, zu Hause oder im Büro. Das primäre Trainingswerkzeug, unseren Körper, haben wir immer dabei. Das zusätzlich benötigte Equipment ist überschaubar. Lediglich eine Matte – oft genügt sogar ein Handtuch – wird benötigt. Gurte, Blöcke, Kissen und Polster können das Training unterstützen. Bei der Auswahl der Übungen für dieses Buch habe ich bewusst auf Hilfsmittel verzichtet, um den Grundsatz »keep it simple« zu wahren.

Wie die Workouts aufgebaut sind

Yoga lebt und wirkt vor allem durch die Praxis. Hier erfahren Sie alles, was Sie für die Umsetzung der Programme wissen müssen, welches Workout für wen und wann geeignet ist und wie Sie mit den Tabellen arbeiten können. Mit der Vorstellung einer Atemübung, den Erholungshaltungen und der Entspannung am Ende jedes Workouts tauchen Sie schon hier in die Praxis ein. Die abwechslungsreichen Übungsfolgen sind in eine einheitliche Struktur gepackt. Jede Yoga-Einheit beginnt mit einer Atemübung zum Ankommen im Training. Darauf folgen die teilweise dynamischen Bewegungen und statischen Haltungen. Alle Informationen zur Dauer und Ausführung finden Sie übersichtlich in Kapitel 2 ab Seite 12 dargestellt. Die Übungen sind so gewählt und sortiert, dass sie immer vom Einfachen zum Schwierigen führen, vom Boden in den Stand oder von einfachen zu komplexeren Bewegungsabläufen. Nach jeder Einheit machen Sie eine kurze Pause in einer Erholungshaltung zum Nachspüren und Wirkenlassen, bevor es weitergeht. Zum Abschluss einer jeden Yoga-Einheit dürfen sich Körper und Geist in einer entspannten Rückenlage erholen.

Die richtige Intensität

Grundsätzlich gilt: Sie müssen nicht bis an Ihre Grenzen gehen. Die goldene Mitte, eine Herausforderung ohne Überforderung, ist im Yoga der Schlüssel zum Erfolg. Es geht darum, sich wohlzufühlen. Neben unterschiedlichen Themen und Zielen habe ich den Workouts verschiedene Intensitäten zugeordnet. So kann zum einen jeder mitmachen, zum anderen können Sie, wenn Sie es einfacher angehen möchten, ein weniger intensives Workout wählen.

Starten Sie mit einer Atemmeditation

Sie werden die Yoga-Workouts aus den unterschiedlichsten Alltagssituationen heraus und zu verschiedenen Tageszeiten praktizieren. Um Körper und Geist erst mal auf die Übungseinheit einzustimmen, sollten Sie sich zu Beginn zwei bis drei Minuten Zeit nehmen, um auf Ihrer Yogamatte anzukommen und den Alltag hinter sich zu lassen. Die bewusste Konzentration auf die Atmung kann dabei eine Hilfe sein, um sich von der Außenwelt zurückzuziehen.

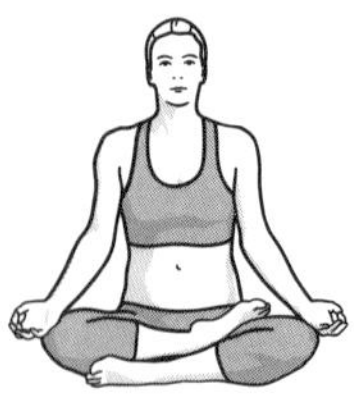

Nehmen Sie einen aufrechten Sitz ein, entweder den Schneidersitz mit überkreuzten Beinen oder strecken Sie die Beine einfach aus. Legen Sie die Hände mit dem Handrücken entspannt auf die Beine. Schließen Sie die Augen und entspannen Sie das Gesicht und den Schulter-Nacken-Bereich. Atmen Sie durch die Nase ein und aus und beobachten Sie, wohin die Atmung fließt. Diese wird so automatisch regelmäßiger und ruhiger.

Ausklang mit der Schlussentspannung

Jede Yoga-Einheit endet mit einer Entspannung. Nach der aktiven Praxis bringt die Bewegungslosigkeit Körper, Atmung und Geist wieder zur Ruhe. Dieser vermeintlich unspektakuläre Teil des Workouts ist einer der wichtigsten und sollte mit genauso viel Aufmerksamkeit geübt werden wie die anderen Haltungen.

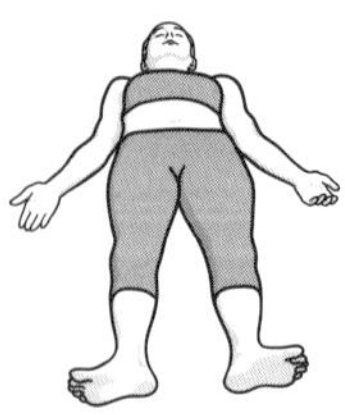

Kommen Sie in eine entspannte Rückenlage. Legen Sie die Arme seitlich vom Körper mit den Handflächen nach oben ab. Die Beine liegen entspannt auf der Matte, die Füße fallen leicht nach außen. Schließen Sie die Augen und lassen Sie sich mit jedem Atemzug etwas mehr in Ihre Matte hineinsinken.

Wie lange Sie in der Entspannungshaltung bleiben, richtet sich nach der Länge des Workouts. Die folgende Tabelle soll Ihnen einen ungefähren Anhaltspunkt dafür geben. Und: Mit ruhiger Musik können Sie die Entspannung unterstützen.

Kurze Workouts	15 bis 25 Minuten	3 Minuten Entspannung
Mittellange Workouts	25 bis 35 Minuten	5 Minuten Entspannung
Lange Workouts	35 Minuten und mehr	7 Minuten Entspannung

Fünf einfache Ruhehaltungen

Nachspüren und In-sich-Hineinhören ist ein wesentlicher Bestandteil im Yoga. Sie finden in den Trainingsplänen zu jeder Haltung eine Erholungshaltung, in der Sie bis zu fünf Atemzüge bleiben, um sich zum einen von der Haltung zu erholen, aber auch, um die Wirkung nochmals zu erspüren. Die empfohlenen Erholungshaltungen sind in allen Workouts in Kapitel 2 ab Seite 12 enthalten. Die Ruhehaltung nehmen Sie nach jedem Übungssatz ein. Die folgenden beiden Beispiele veranschaulichen dies:

1. Der **herabschauende Hund** ist eine bilaterale, das heißt beidseitige Übung. Es findet kein Seitenwechsel statt, da beide Seiten gleichzeitig aktiv sind. Hier absolvieren Sie den ersten Satz, zum Beispiel zehn Atemzüge lang, und erholen sich anschließend in der Kindposition für fünf Atemzüge. Danach starten Sie den zweiten Satz (wieder zehn Atemzüge lang) und erholen sich wieder in der Kindposition.
2. Der **Krieger 1** ist eine unilaterale – einseitige – Übung. Das heißt, es findet ein Seitenwechsel statt, da einmal das rechte Bein und einmal das linke Bein vorn ist. Hier machen Sie den ersten Satz rechts und anschließend den ersten Satz links. Nach beiden Seiten erholen Sie sich in der empfohlenen Ruhehaltung, bevor Sie den zweiten Satz auf der rechten und linken Seite starten.

Aufrechter Stand

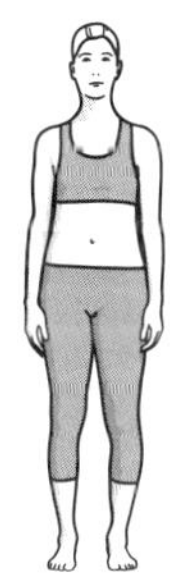

Nehmen Sie einen aufrechten, hüftbreiten Stand ein. Verteilen Sie das Gewicht auf beiden Füßen. Machen Sie die Wirbelsäule lang. Heben Sie das Brustbein nach vorn oben und bewegen Sie die Schulterblätter sanft nach hinten unten. Balancieren Sie den Kopf mittig aus. Die Arme befinden sich an der Körperaußenseite.

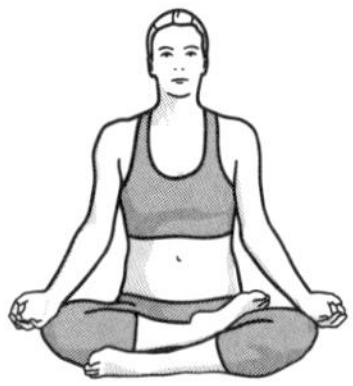

Schneidersitz

Kreuzen Sie die Unterschenkel im Sitzen voreinander. Richten Sie die Wirbelsäule auf, indem Sie das Becken nach vorn kippen und das Brustbein nach vorn oben anheben. Bewegen Sie die Schulterblätter sanft nach hinten unten. Balancieren Sie den Kopf mittig aus. Die Hände ruhen auf den Knien.

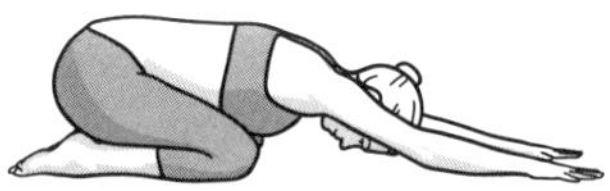

Kindposition

Setzen Sie sich nach hinten auf die Fersen. Der Fußrücken liegt flach auf dem Boden. Legen Sie den Oberkörper nach vorn ab und strecken Sie die Arme weit nach vorn aus. Bringen Sie die Handflächen zum Boden. Bei Schulterproblemen die Arme neben den Beinen ablegen.

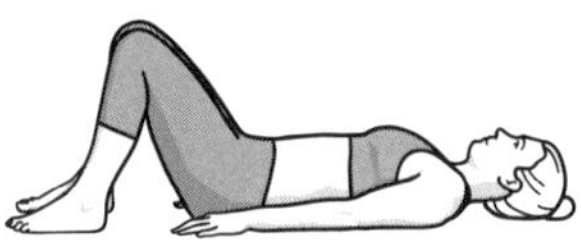

Rückenlage

Nehmen Sie die Rückenlage ein und legen Sie Arme und Beine ab. Drehen Sie die Handflächen nach oben und lassen Sie die Beine nach außen fallen. Legen Sie Kopf, Schultern und Becken entspannt ab.

Tipp:
Die Füße können alternativ auch aufgestellt werden, um den unteren Rücken zu entlasten.

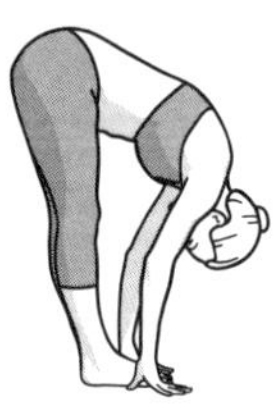

Vorbeuge

Nehmen Sie einen aufrechten Stand ein und beugen Sie die Knie leicht. Den Oberkörper senken Sie aus der Hüfte so tief wie möglich nach vorn ab. Lassen Sie den Kopf hängen und entspannen Sie den gesamten Schulter-Nacken-Bereich.

Tipps für die Yogapraxis

Bevor Sie mit den Yoga-Workouts starten, beachten Sie die folgenden Tipps, damit Sie sich voll und ganz auf das Üben der Haltungen konzentrieren können.

Keep it simple – Sie benötigen nicht viel

Das Schöne am Yoga ist, dass es so einfach ist. Sie benötigen keinerlei Trainingsgeräte, denn Sie arbeiten einzig und allein mit Ihrem Körper. Das einzig wichtige Übungstool ist die Yogamatte. Für die sportlichen Workouts und Bewegungsflows empfiehlt sich eine dünne, rutschfeste Matte. Eine gängige Yogamatte ist zwischen 1,72 Meter und 1,80 Meter lang, zwischen 0,61 Meter und 0,70 Meter breit und um die 0,5 Zentimeter dick. Wer es für die entspannenden Workouts etwas bequemer mag, kann sich mit einer zusätzlichen Decke aushelfen. Eine Decke kann auch für die Entspannung am Ende des Workouts genutzt werden, um sich zudecken zu können. Wenn Ihnen das Sitzen auf dem Boden schwerfällt, hilft ein Meditationskissen. Diese Kissen sind entweder rund, rechteckig oder halbmondförmig und mit Kapok oder Dinkel gefüllt.

Optimale Übungszeiten

Für die Workouts benötigen Sie zwischen 15 und 45 Minuten Zeit. Diese Zeit sollten Sie sich ganz bewusst nehmen und sich von allen äußeren, ablenkenden Faktoren zurückziehen. Eine gute Übungszeit kann zum Beispiel der frühe Morgen sein. Mit einem Workout verfliegt die anfängliche Steifheit rasch. Das Üben macht wach, regt den Kreislauf und die Verdauung an und bereitet Sie auch mental auf den Tag vor. Am Abend kann ein Workout ebenso sinnvoll sein. Je nachdem, wie Ihr Tag lief, kann ein entspannendes Workout helfen abzuschalten und Anspannung wieder abzubauen. Intensive Workouts am Abend bieten einen Ausgleich zum vielleicht eher bewegungslosen Tag am Schreibtisch.

Egal, wann Sie trainieren – achten Sie darauf, dass zwischen der letzten Mahlzeit und der Übungspraxis mindestens eine, besser zwei Stunden liegen. Meiden Sie nach Möglichkeit auch koffeinhaltige Getränke vor dem Yoga, da das Koffein Auswirkungen auf den Organismus und somit auch auf die Wirkung der Übungen hat.

Manchmal lieber pausieren

Nicht jeder Tag ist gleich und sicher werden auch Sie Tage haben, an denen Sie sich erschöpft fühlen. An solchen Tagen ist weniger mehr. Hören Sie in sich hinein und wählen Sie das Thema und die Intensität Ihres Workouts neben Ihrer Zielsetzung vor allem nach Ihrem Befinden aus. Bei starken Schmerzen oder Einschränkungen im Bewegungsapparat sollten Sie sich Meinungen von Fachleuten einholen und im Akutfall auf das Üben vorerst verzichten. Auch im Fall einer akuten Erkrankung wie einer Grippe oder einer Erkältung, aber auch bei Kopfschmerzen sollten Sie warten, bis die Symptome vollständig abgeklungen sind.

Die Workouts

2

1 Beweglichkeit von Kopf bis Fuß für Einsteiger

Trainingsdauer: 20 Minuten

1 2 3

	Übungen	Atemzüge	Seitenwechsel	Ruhehaltung für 5 Atemzüge	Sätze	Intensität	Seite
1	Wirbelsäulenmobilisation	10 dynamisch		Schneidersitz	1	1	116
2	Schwingender Schneidersitz	10 dynamisch		Schneidersitz	1	1	116
3	Drehsitz	10 halten	x	Schneidersitz	2	1	117
4	Pyramide	10 halten	x	Kindposition	2	1	121
5	Stehende Vorbeuge	10 halten		Aufrechter Stand	2	1	130
6	Elefant durchs Nadelöhr aus dem Vierfüßlerstand	10 halten	x	Kindposition	2	1	120

Wirkung

In diesem Workout können sich Einsteiger komplett von Kopf bis Fuß mobilisieren. Vor allem die Wirbelsäule wird in alle Bewegungsrichtungen durchbewegt.

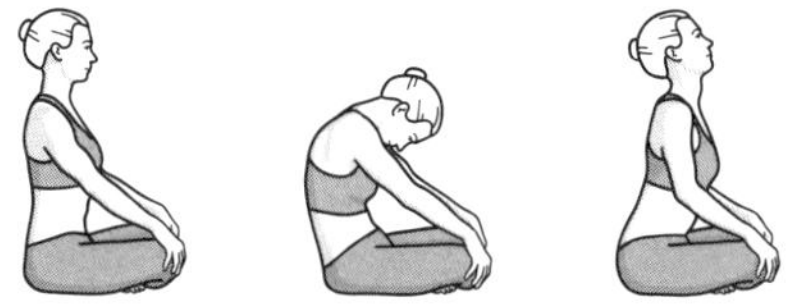

1 Wirbelsäulenmobilisation

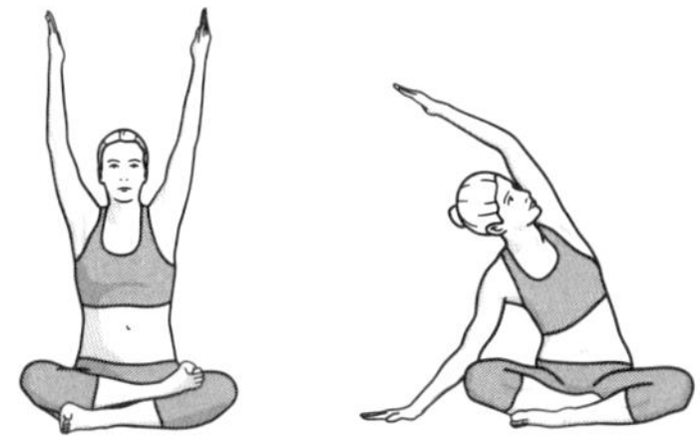

2 Schwingender Schneidersitz

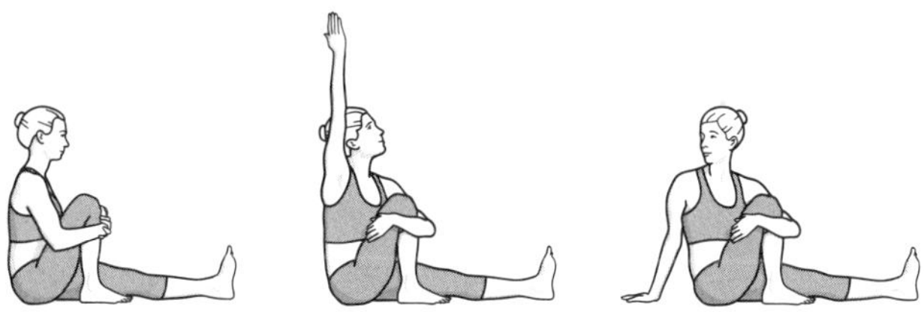

3 Drehsitz

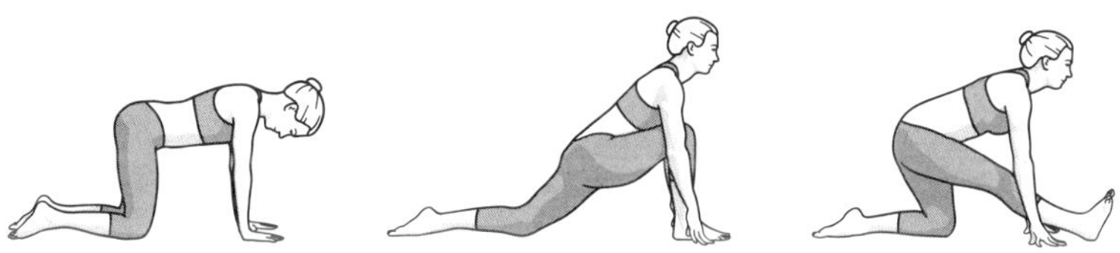

4 Pyramide

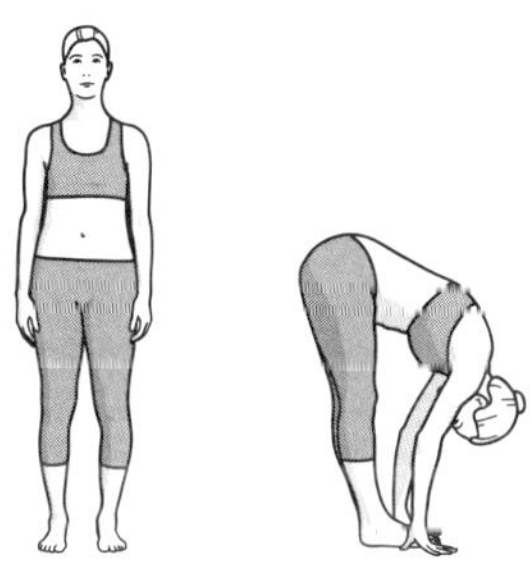

5 Stehende Vorbeuge

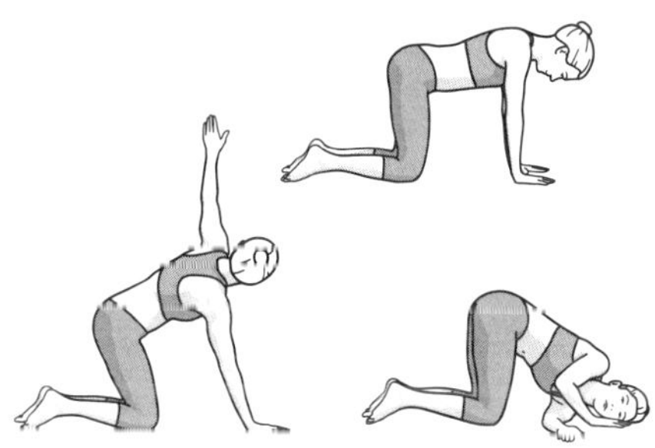

6 Elefant durchs Nadelöhr aus dem Vierfüßlerstand

2 Beweglichkeit von Kopf bis Fuß für Fortgeschrittene

1 2 3

Trainingsdauer: 20 Minuten

	Übungen	Atemzüge	Seiten-wechsel	Ruhehaltung für 5 Atemzüge	Sätze	Intensität	Seite
1	Kreisatmung	10 dynamisch		Aufrechter Stand	1	1	123
2	Gerader Rücken	10 dynamisch		Vorbeuge	2	2	130
3	Herabschauender Hund	10 halten		Kindposition	2	2	131
4	Kobra	10 dynamisch		Bauchlage	3	1	137
5	Kleiner Sprinter	10 halten	x	Kindposition	2	2	121
6	Hocke	10 halten		Vorbeuge	2	2	119

Wirkung

Bereits geübte Yogis können sich mit diesem kurzen Workout von Kopf bis Fuß und vor allem die oft verspannten Hüft- und Schulterpartien dehnen. Drei der sechs Übungen sind dynamisch, wodurch das Augenmerk des Workouts über seinen rein körperlichen Nutzen hinaus auch auf der Verbindung von Atmung und Bewegung liegt.

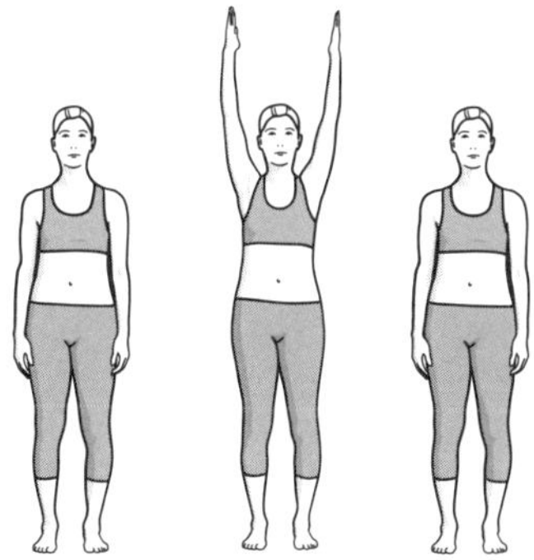

1 Kreisatmung

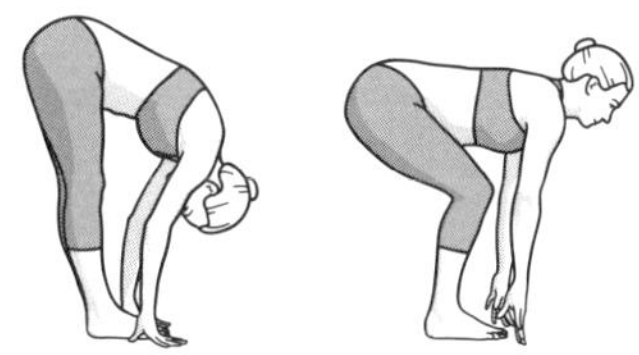

2 Gerader Rücken

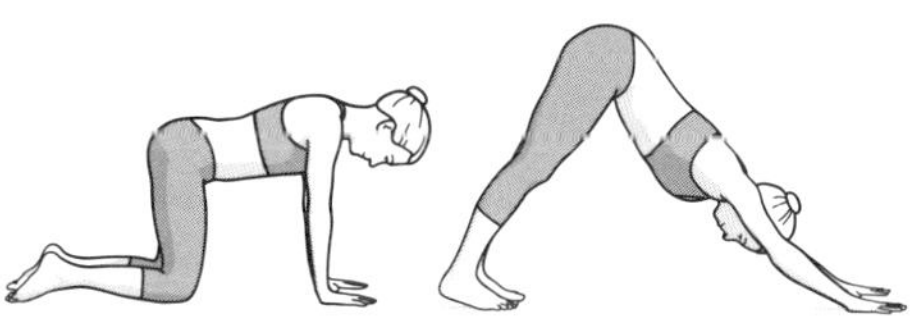

3 Herabschauender Hund

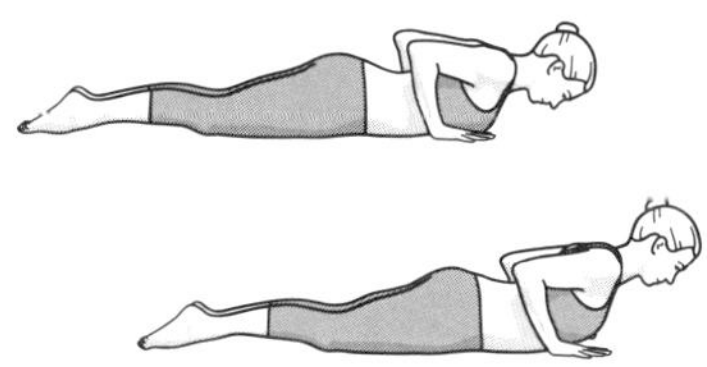

4 Kobra

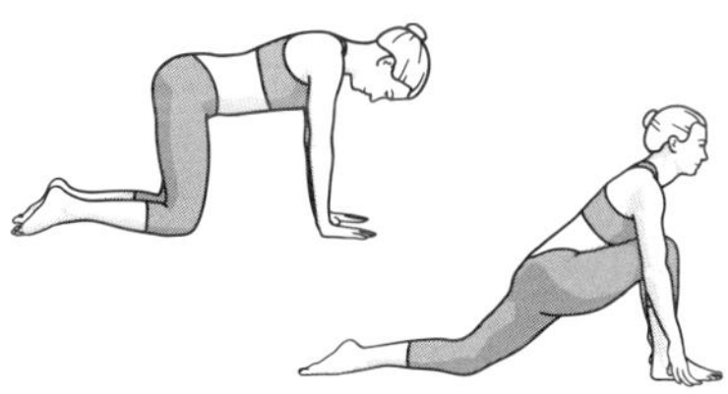

5 Kleiner Sprinter

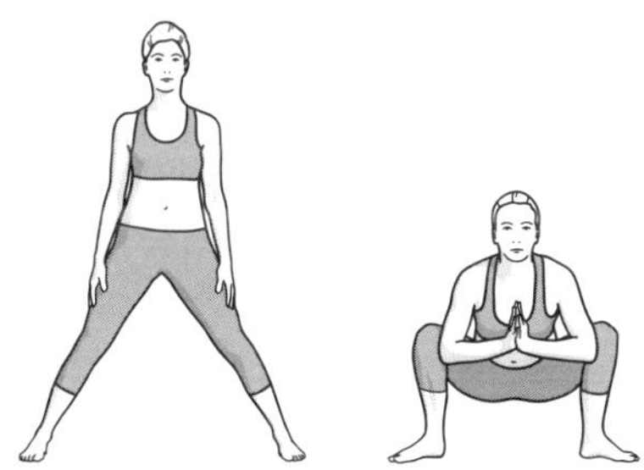

6 Hocke

3 Beweglichkeit von Kopf bis Fuß für Profis

Trainingsdauer: 25 Minuten

1 2 **3**

	Übungen	Atemzüge	Seiten-wechsel	Ruhehaltung für 5 Atemzüge	Sätze	Intensität	Seite
1	Schwingender Schneidersitz	20 dynamisch		Schneidersitz	1	1	116
2	Hocke mit Rotation	10 dynamisch		Vorbeuge	1	2	119
3	Taube	10 halten	x	Kindposition	2	2	137
4	Sitzende Grätsche	10 halten		Schneidersitz	2	2	119
5	Gedrehter Winkel	10 halten	x	Kindposition	2	1	128
6	Heraufschauender Hund	5 halten		Kindposition	2	2	132
7	Brücke	5 halten		Rückenlage	3	3	133

Wirkung

Dieses Workout für bereits erfahrene Yogis startet zunächst mit hüftöffnenden Übungen und endet mit zwei intensiven Herzöffnern.

1

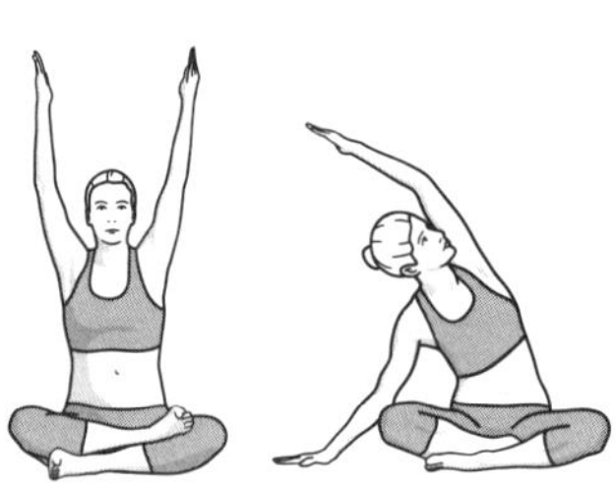

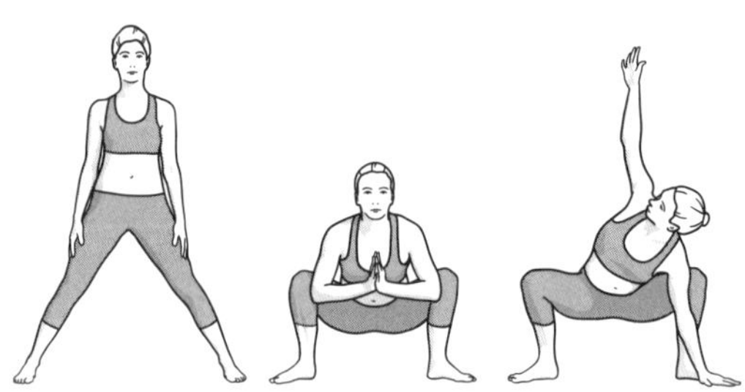

2 Hocke mit Rotation

Taube

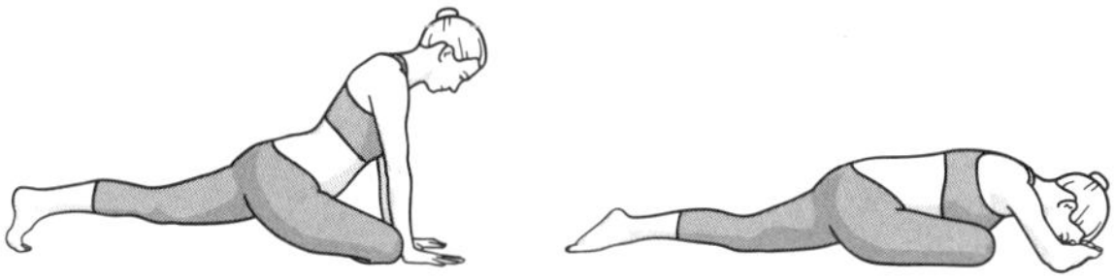

4 Sitzende Grätsche

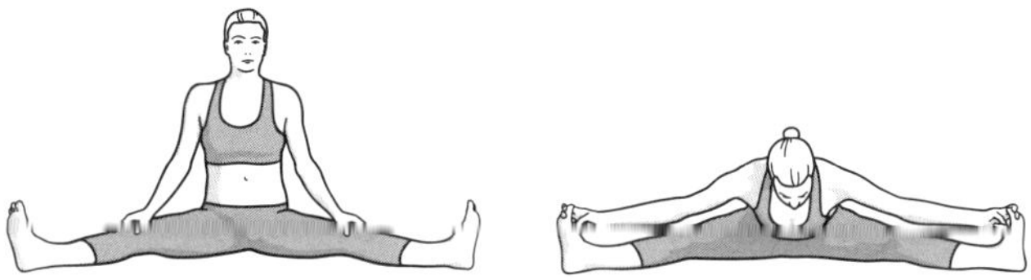

5

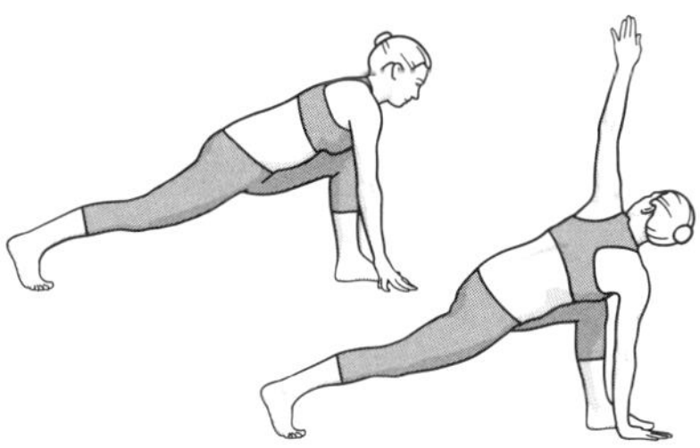

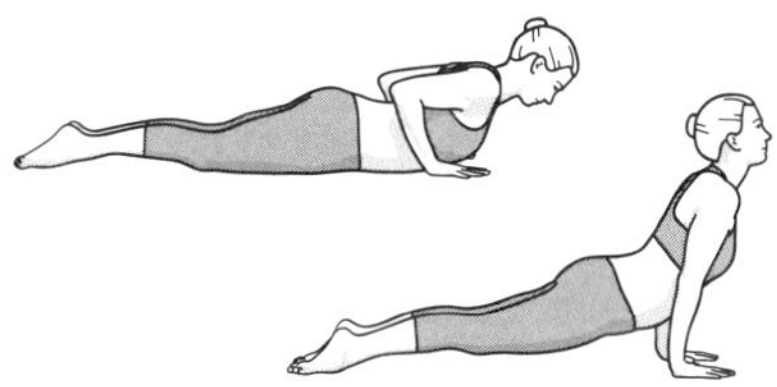

6 Heraufschauender Hund

7 Brücke

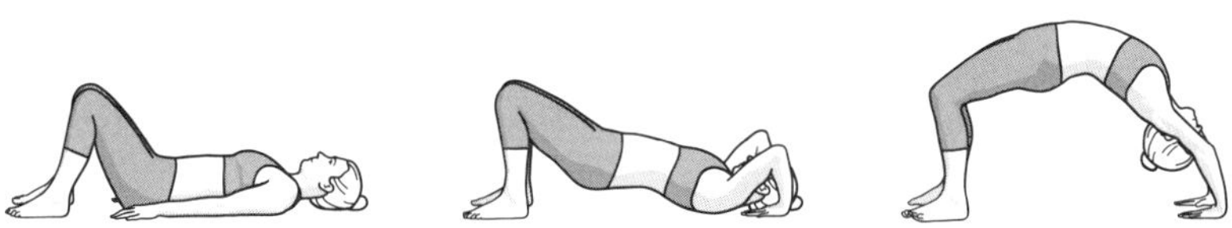

4 Bewegliche Hüften für Einsteiger

Trainingsdauer: 20 Minuten

1 2 3

	Übungen	Atemzüge	Seiten-wechsel	Ruhehaltung für 5 Atemzüge	Sätze	Intensität	Seite
1	Hüftwiegen	10 dynamisch	x	Schneidersitz	1	1	118
2	Halbe sitzende Grätsche	10 halten	x	Schneidersitz	2	1	117
3	Schildkröte	10 halten		Schneidersitz	2	1	118
4	Kleiner Sprinter	10 halten	x	Kindposition	2	1	121
5	Elefant durchs Nadelöhr liegend	10 halten	x	Rückenlage	2	1	136
6	Happy Child	10 halten		Rückenlage	2	1	134

Wirkung

Dieses Kurz-Workout legt den Schwerpunkt gezielt auf die Lockerung und Entspannung der Hüftmuskulatur. Die Übungen sind so gewählt, dass auch Einsteiger problemlos starten können.

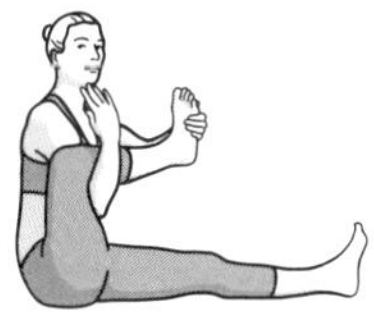

1 Hüftwiegen

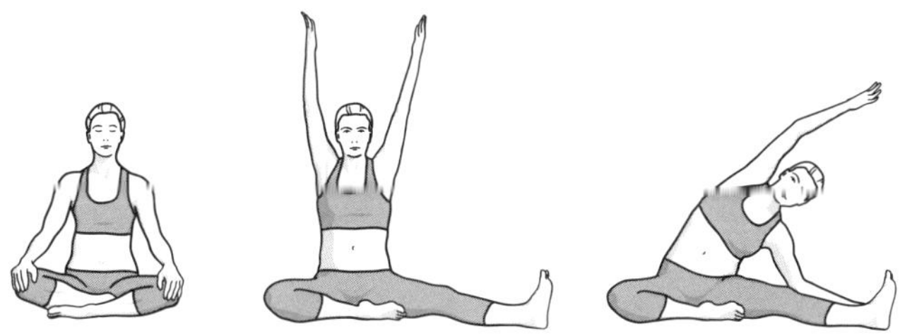

2 Halbe sitzende Grätsche

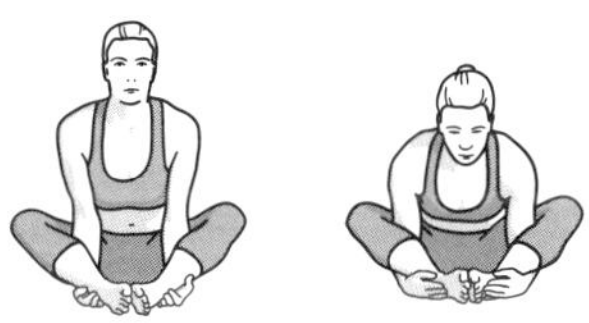

3 Schildkröte

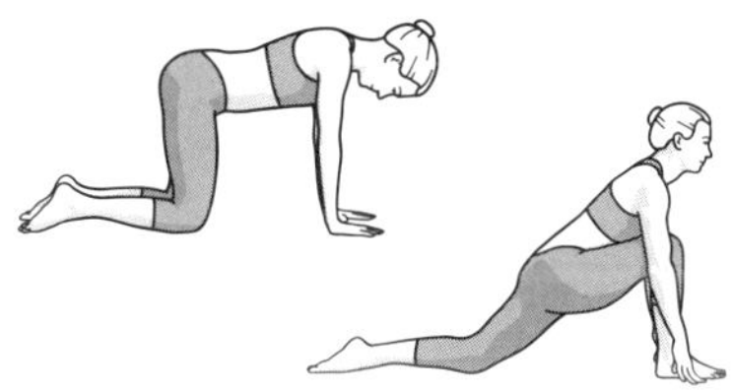

4 Kleiner Sprinter

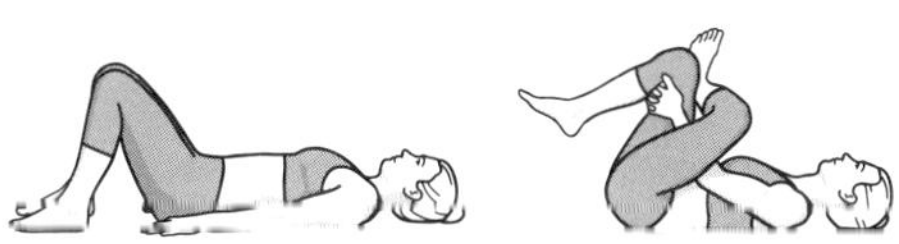

5 Elefant durchs Nadelöhr liegend

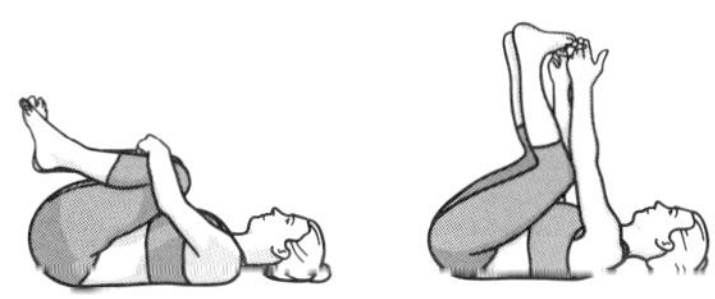

6 Happy Child

5 Bewegliche Hüften für Fortgeschrittene

Trainingsdauer: 25 Minuten

	Übungen	Atemzüge	Seiten-wechsel	Ruhehaltung für 5 Atemzüge	Sätze	Intensität	Seite
1	Hüftwiegen	10 dynamisch	x	Schneidersitz	1	1	118
2	Sitzende Grätsche	10 halten		Schneidersitz	2	2	119
3	Taube	10 halten	x	Kindposition	2	2	137
4	Hocke	5 halten		Aufrechter Stand	3	2	119
5	Hand-Fuß-Haltung zur Seite	5 halten	x	Aufrechter Stand	2	2	125
6	Eidechse	10 halten	x	Kindposition	2	2	122
7	Dreibeiniger Hund	5 halten	x	Kindposition	2	2	131
8	Happy Child	10 halten		Rückenlage	1	1	134

Wirkung

Für etwas erfahrenere Yogis bietet sich dieses Programm an, um die Beweglichkeit in den Hüften zu fördern. Zwei der Übungen sind ausgleichend und fördern neben der Beweglichkeit auch die Stabilität.

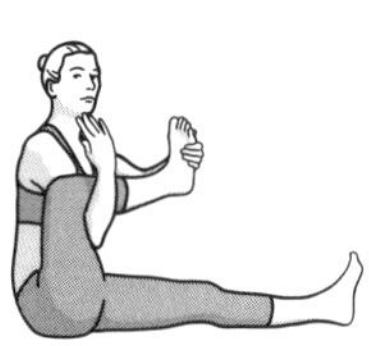

1 Hüftwiegen

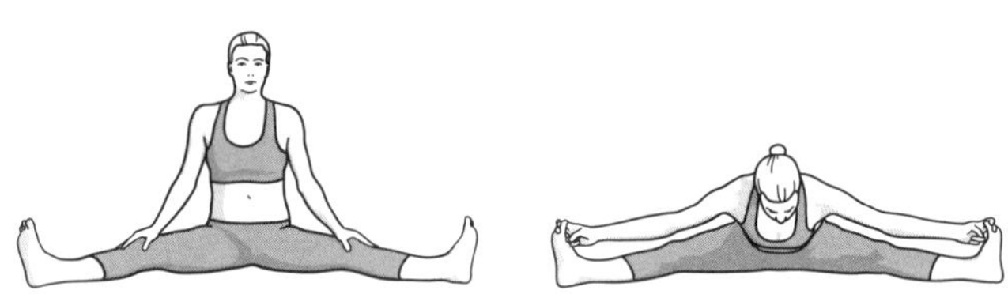

2 Sitzende Grätsche

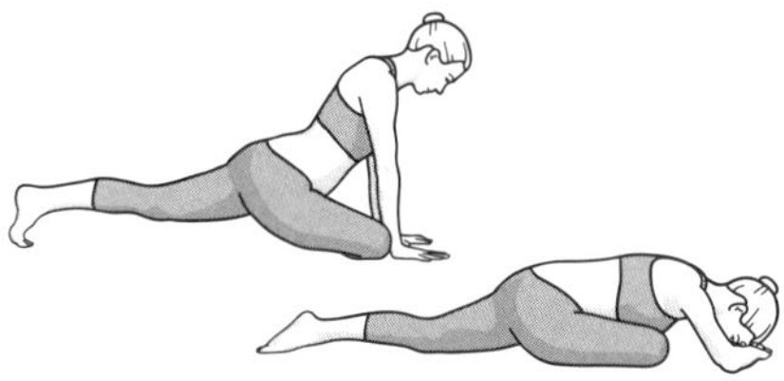

3 Taube

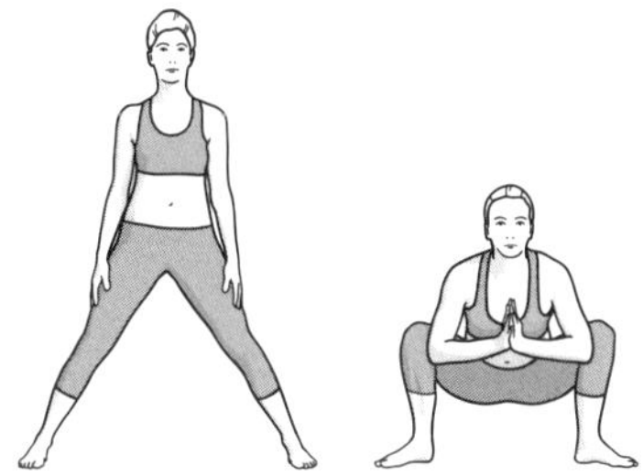

4 Hocke

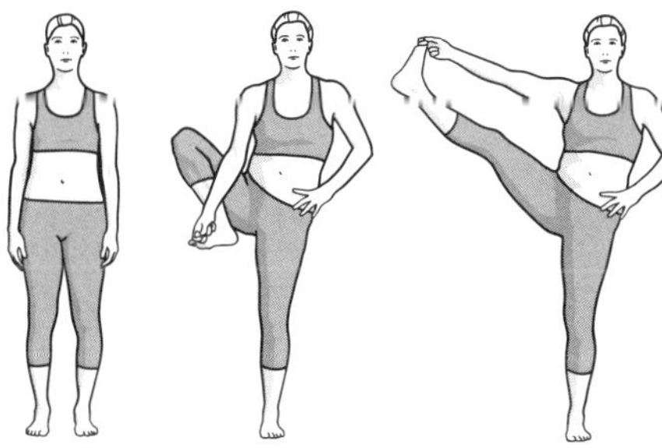

5 Hand-Fuß-Haltung zur Seite

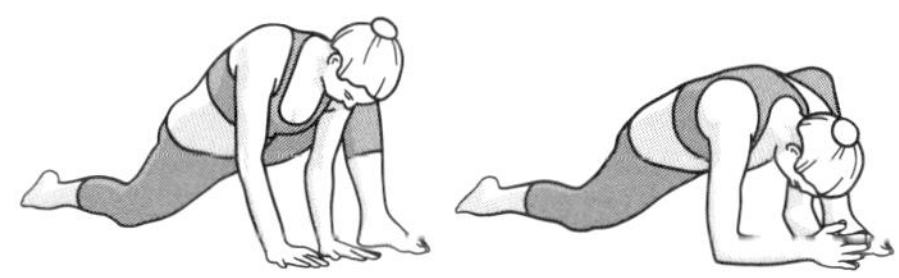

6 Eidechse

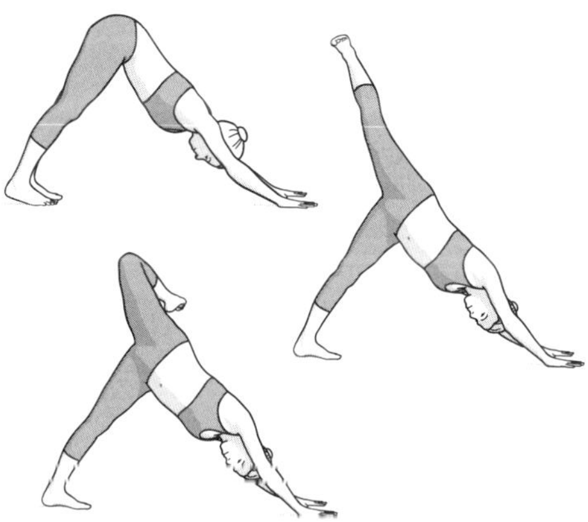

7 Dreibeiniger Hund

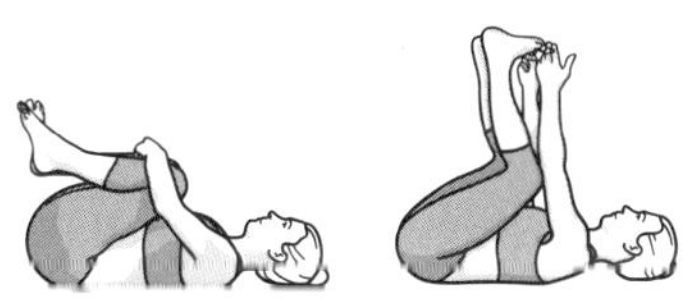

8 Happy Child

6 Geschmeidige Schultern für Einsteiger

Trainingsdauer: 15 Minuten

1 2 3

	Übungen	Atemzüge	Seitenwechsel	Ruhehaltung für 5 Atemzüge	Sätze	Intensität	Seite
1	Wirbelsäulen-mobilisation	10 dynamisch		Schneidersitz	2	1	116
2	Sitzende seitliche Dehnung	10 halten	x	Schneidersitz	2	1	116
3	Kobra	10 dynamisch		Kindposition	2	1	137
4	Elefant durchs Nadelöhr aus dem Vierfüßlerstand	10 halten	x	Kindposition	2	1	120
5	Kuhgesicht	10 halten	x	Schneidersitz	2	1	118
6	Fisch	5 halten		Rückenlage	1	1	135

Wirkung

Dieses Programm ist sehr wohltuend für die Schulterpartie. Die Übungen dehnen die Brust- sowie die Schulterblattmuskulatur und mobilisieren die Wirbelsäule. Dadurch ist dieses kurze Workout eine Wohltat für den oft verspannten Schulter-Nacken-Bereich.

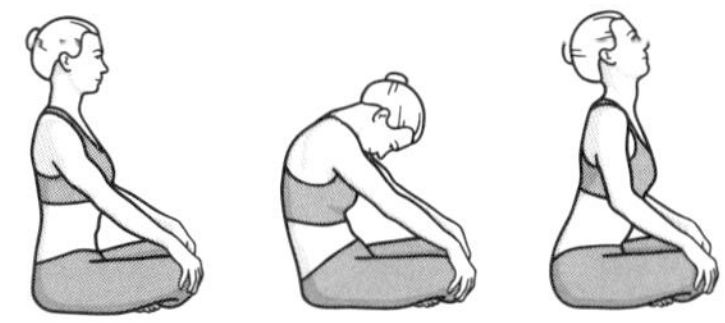

1 Wirbelsäulenmobilisation

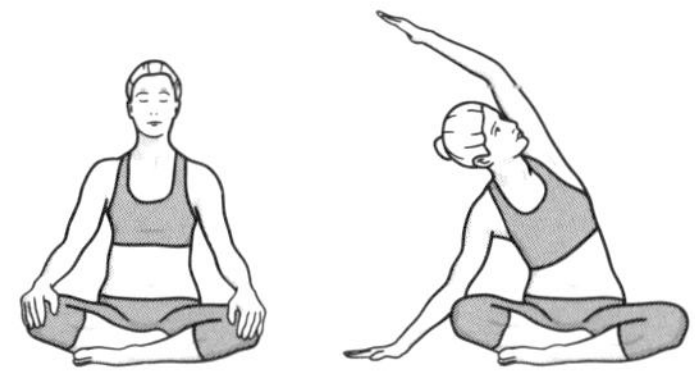

2 Sitzende seitliche Dehnung

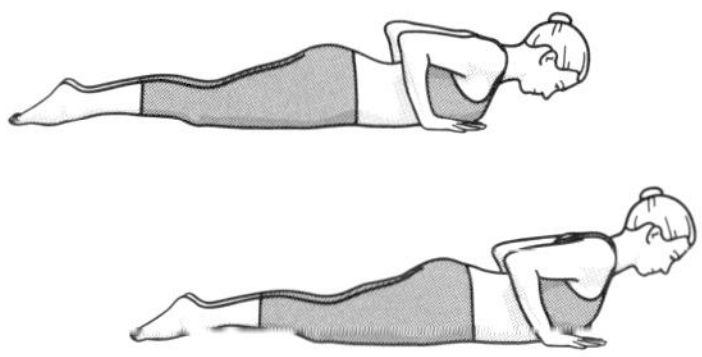

3 Kobra

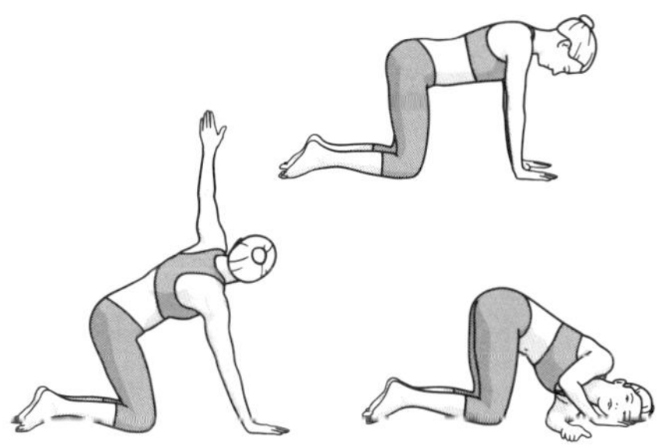

4 Elefant durchs Nadelöhr aus dem Vierfüßlerstand

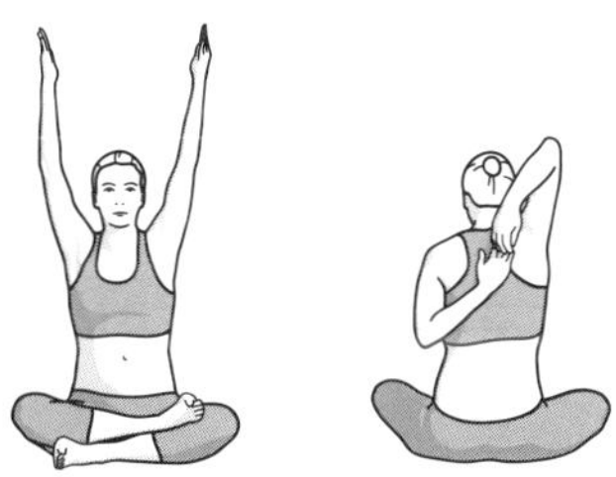

5 Kuhgesicht

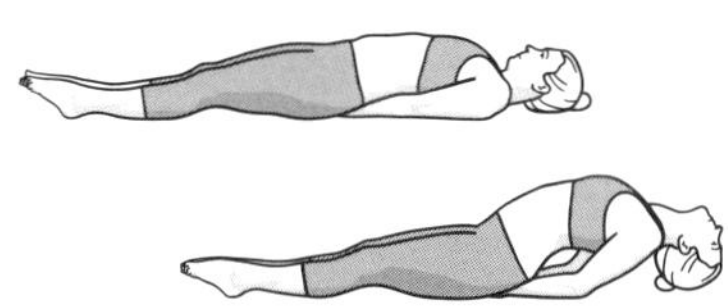

6 Fisch

7 Geschmeidige Schultern für Fortgeschrittene

Trainingsdauer: 25 Minuten

1 2 3

	Übungen	Atemzüge	Seiten-wechsel	Ruhehaltung für 5 Atemzüge	Sätze	Intensität	Seite
1	Kreisatmung	10 dynamisch		Aufrechter Stand	1	1	123
2	Kuhgesicht	10 halten	x	Schneidersitz	2	1	118
3	Elefant durchs Nadelöhr aus dem Vierfüßlerstand	10 dynamisch	x	Kindposition	2	2	120
4	Herabschauender Hund	10 halten		Kindposition	2	2	131
5	Demütiger Krieger	5 halten	x	Aufrechter Stand	2	2	127
6	Kamel	5 halten		Kindposition	2	2	123
7	Brücke	5 halten		Rückenlage	2	3	133

Wirkung

Diese Yoga-Einheit für Fortgeschrittene enthält viele intensive Herzöffner, zum Beispiel Brücke und Kamel. Durch den sanften Einstieg wird die gesamte Schulter- und Brustmuskelpartie gedehnt, sodass Sie problemlos die intensiven und wirkungsvollen Rückbeugen praktizieren können. Vergessen Sie das Nachspüren in der Ruhehaltung nicht!

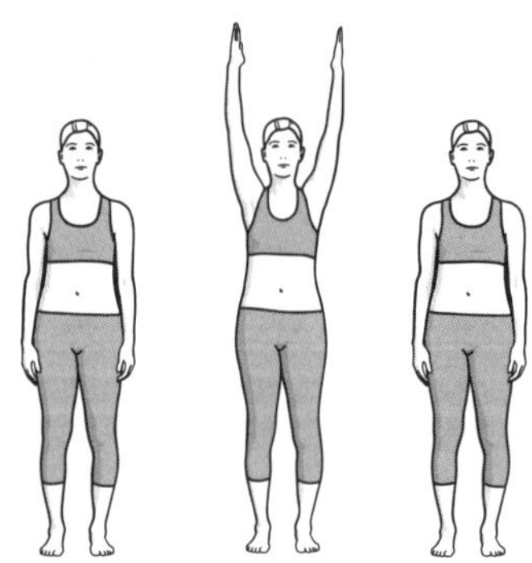

1 Kreisatmung

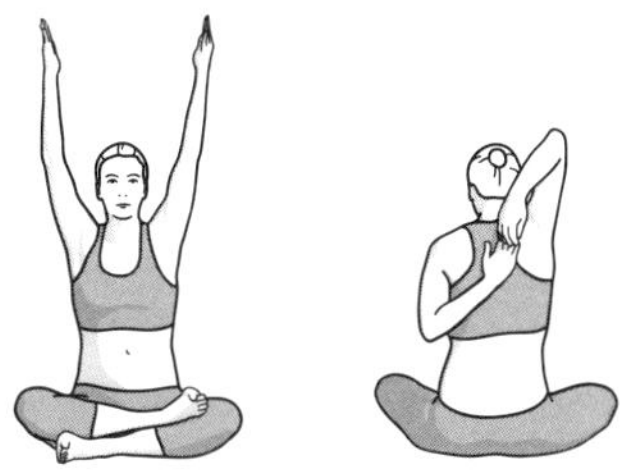

2 Kuhgesicht

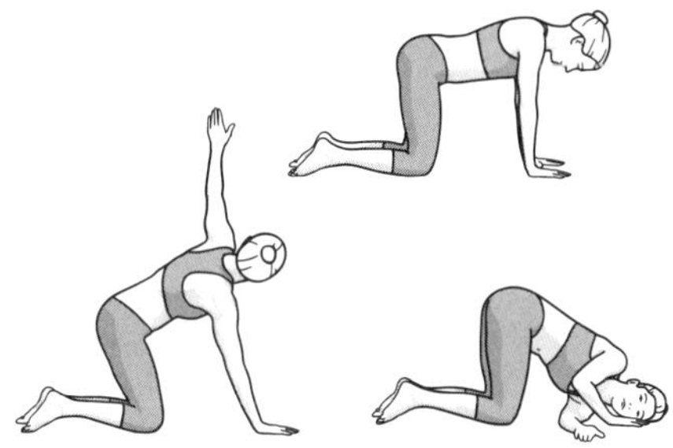

3 Elefant durchs Nadelöhr aus dem Vierfüßlerstand

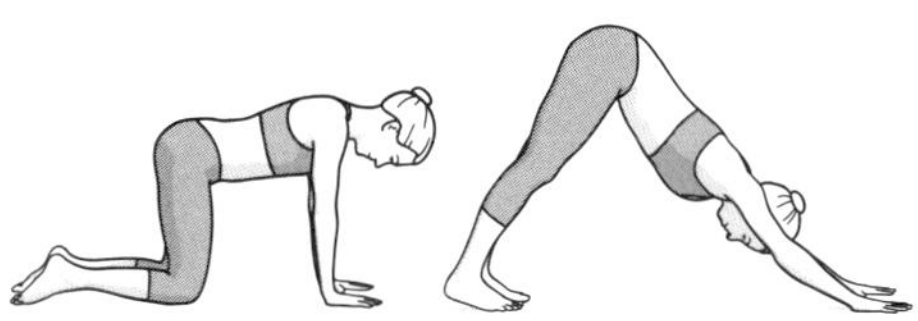

4 Herabschauender Hund

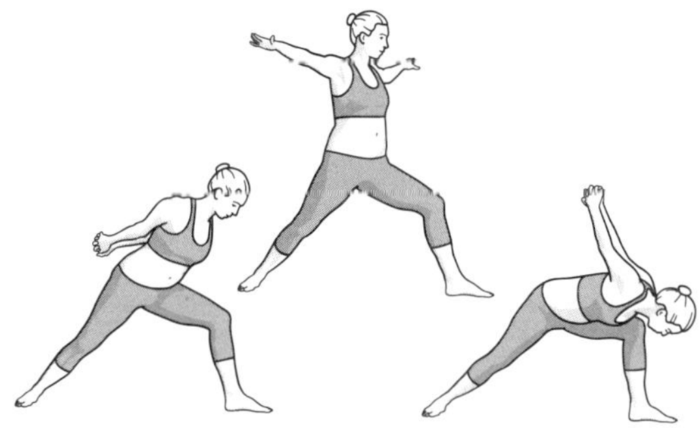

5 Demütiger Krieger

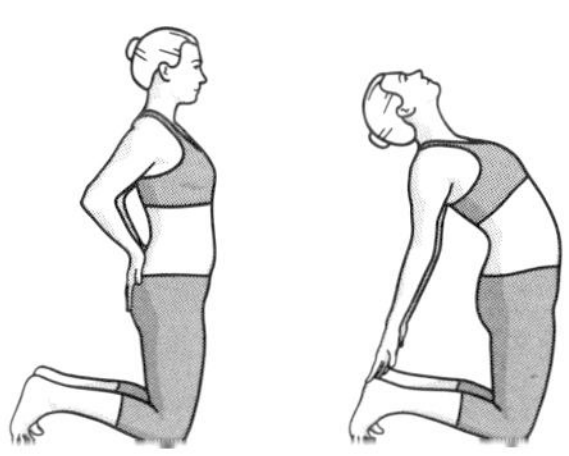

6 Kamel

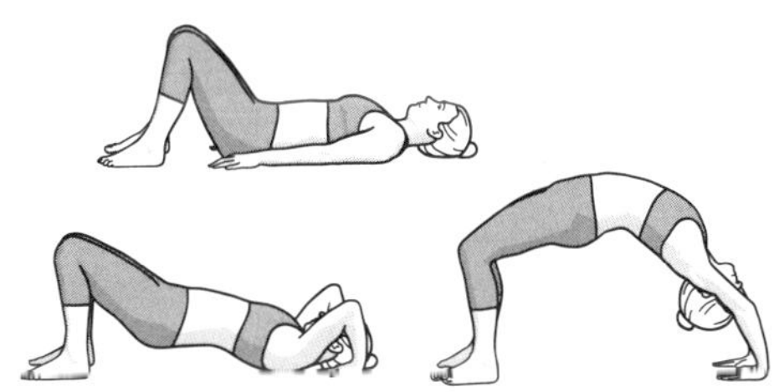

7 Brücke

8 Mobile Wirbelsäule für Einsteiger

Trainingsdauer: 15 Minuten

1 2 3

	Übungen	Atemzüge	Seiten-wechsel	Ruhehaltung für 5 Atemzüge	Sätze	Intensität	Seite
1	Knie liegend heranziehen	10 dynamisch		Rückenlage	2	1	135
2	Schwingender Schneidersitz	10 dynamisch		Schneidersitz	2	1	116
3	Drehsitz	10 halten	x	Schneidersitz	2	1	117
4	Gerader Rücken	5 dynamisch		Vorbeuge	2	1	130
5	Kobra	5 dynamisch		Kindposition	2	1	137
6	Elefant durchs Nadelöhr liegend	10 halten	x	Kindposition	2	1	136

Wirkung

Vorbeugen, Rückbeugen, Drehungen und Seitneigen – alles, was die Wirbelsäule kann und an Bewegung benötigt, finden Sie hier. Das Kurzprogramm ist hervorragend für Einsteiger geeignet und durch die vielen dynamischen Übungen sehr wirkungsvoll bei durch zu langes Sitzen ausgelösten Rückenproblemen.

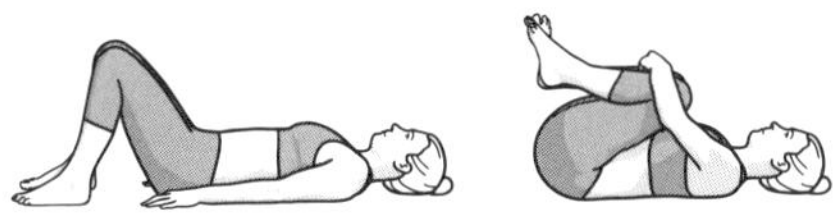

1 Knie liegend heranziehen

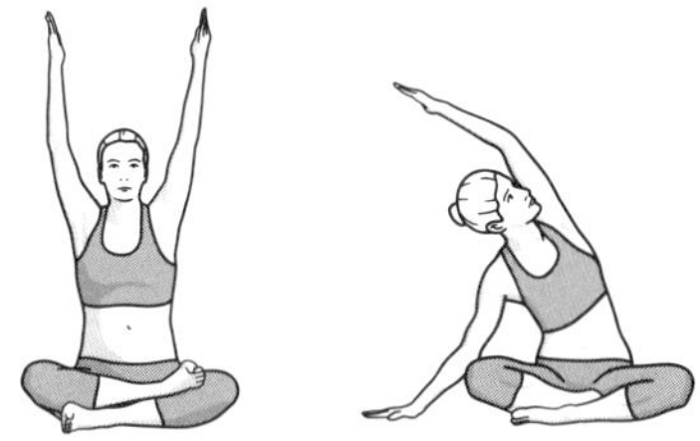

2 Schwingender Schneidersitz

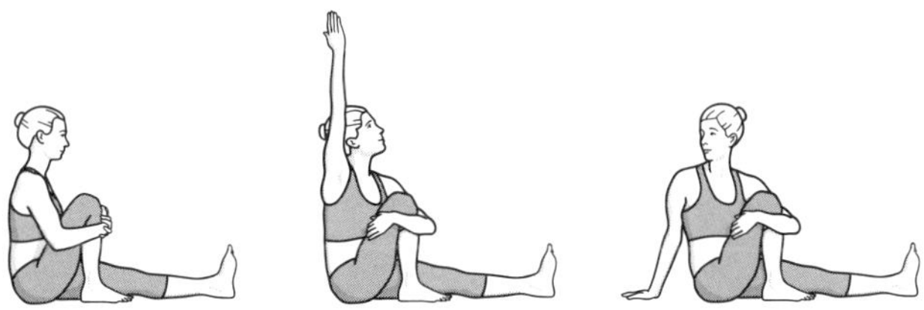

3 Drehsitz

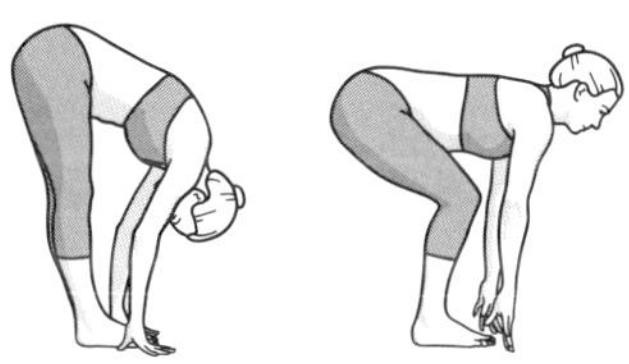

4 Gerader Rücken

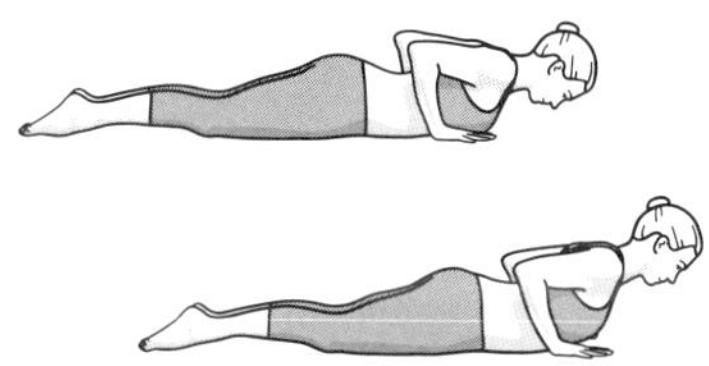

5 Kobra

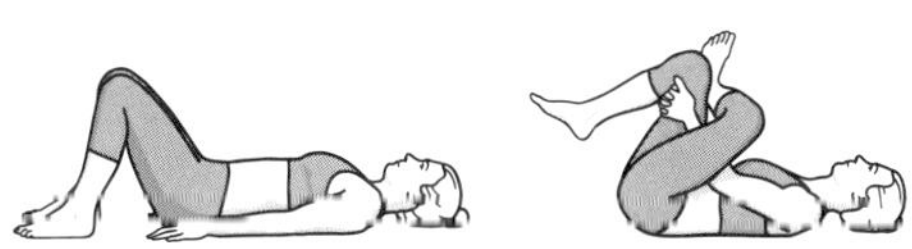

6 Elefant durchs Nadelöhr liegend

9 Mobile Wirbelsäule für Fortgeschrittene

Trainingsdauer: 30 Minuten

1 **2** 3

	Übungen	Atemzüge	Seitenwechsel	Ruhehaltung für 5 Atemzüge	Sätze	Intensität	Seite
1	Wirbelsäulenmobilisation	10 dynamisch		Schneidersitz	1	1	116
2	Hocke mit Rotation	10 dynamisch	x	Aufrechter Stand	2	2	119
3	Gedrehter Blitz	5 halten	x	Aufrechter Stand	2	2	124
4	Gedrehter Winkel	5 halten		Kindposition	2	1	128
5	Herabschauender Hund	10 halten		Kindposition	2	2	131
6	Heraufschauender Hund	5 halten		Kindposition	2	2	132
7	Krieger zur Sonne	5 halten	x	Aufrechter Stand	2	2	126
8	Pflug	10 halten		Rückenlage	1	2	136

Wirkung

Beugen, Strecken und Rotieren – alles, was eine bewegliche Wirbelsäule benötigt, finden Sie in diesem Programm. Die überwiegend im Stehen ausgeführten Übungen erfordern teilweise auch ein gewisses Maß an Kraft. Das macht es zu einem intensiven Workout, das neben der Beweglichkeit auch die Stabilität verbessert.

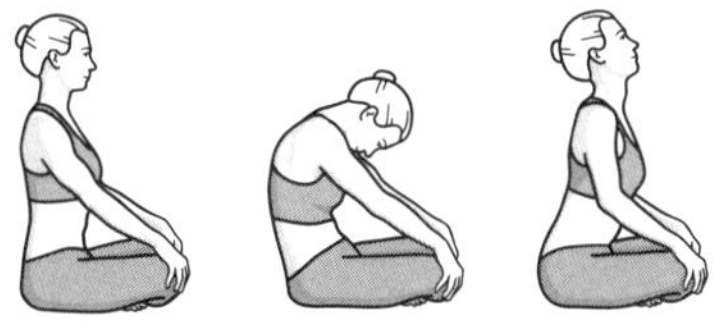

1 Wirbelsäulenmobilisation

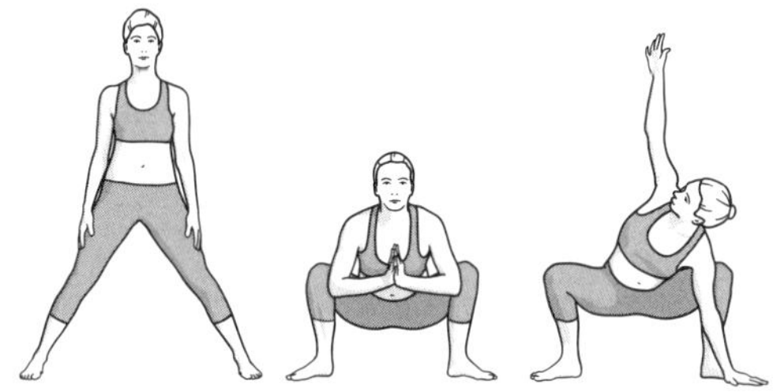

2 Hocke mit Rotation

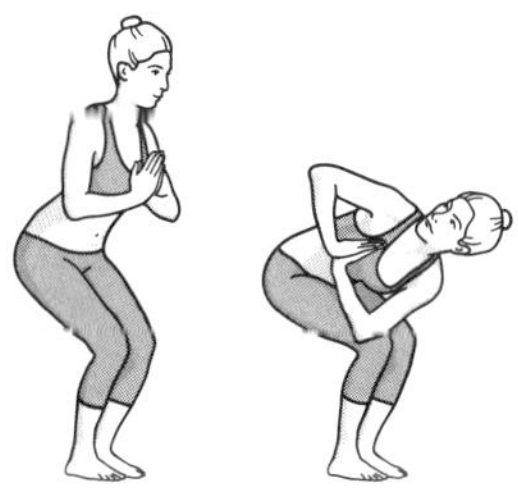

3 Gedrehter Blitz

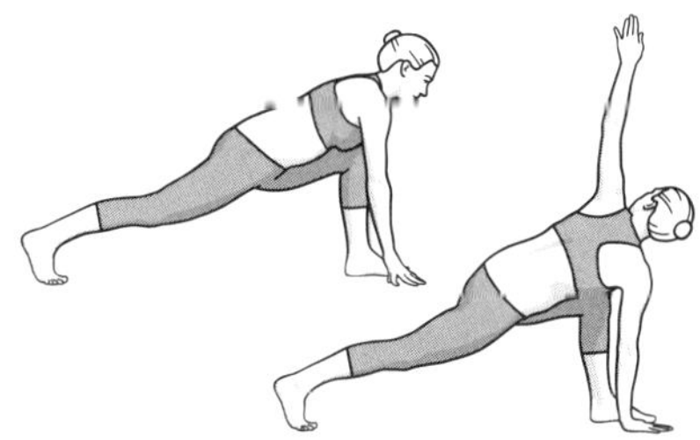

4 Gedrehter Winkel

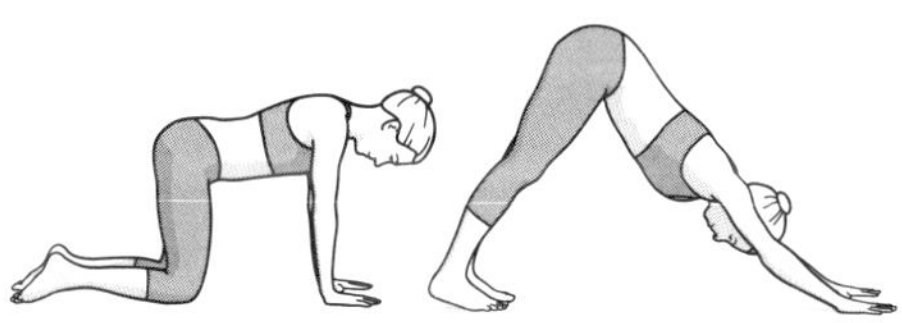

5 Herabschauender Hund

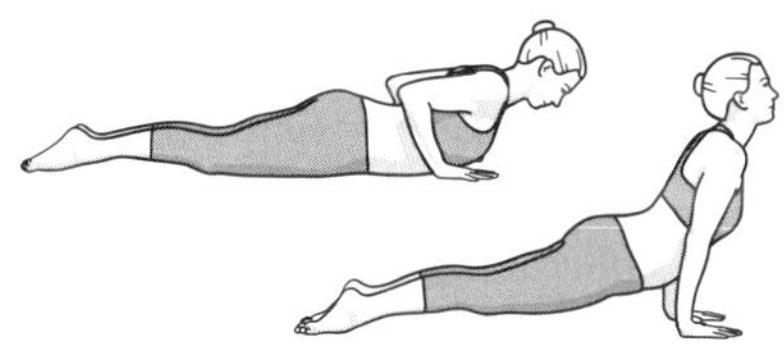

6 Heraufschauender Hund

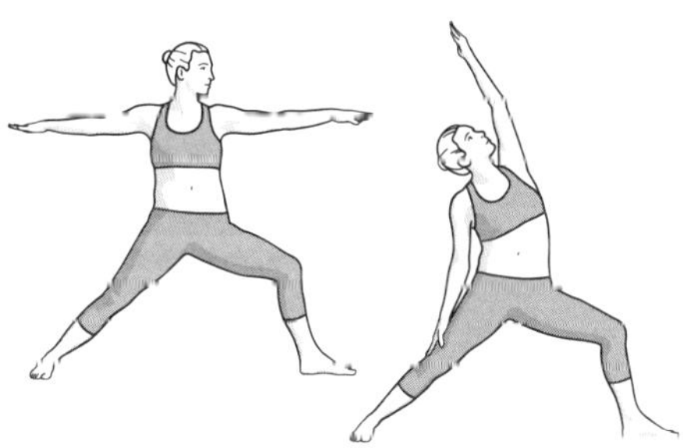

7 Krieger zur Sonne

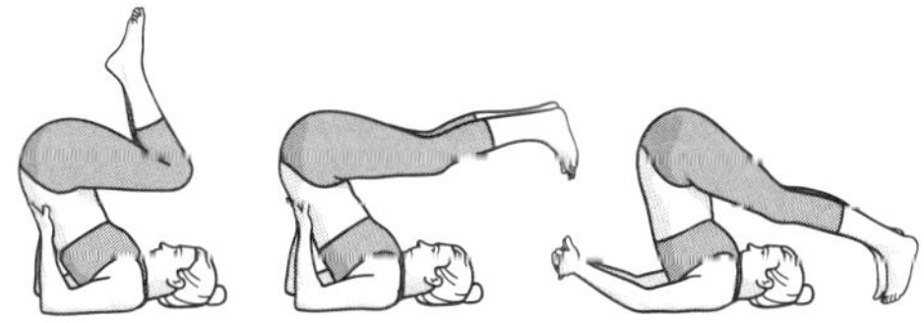

8 Pflug

10 Entspannte Beine für Einsteiger

Trainingsdauer: 20 Minuten

1 2 3

	Übungen	Atemzüge	Seitenwechsel	Ruhehaltung für 5 Atemzüge	Sätze	Intensität	Seite
1	Sitzende Vorbeuge	10 halten		Schneidersitz	2	1	117
2	Halbe sitzende Grätsche	10 halten	x	Schneidersitz	2	1	117
3	Pyramide	10 dynamisch	x	Kindposition	2	1	121
4	Eidechse	5 halten	x	Kindposition	2	1	122
5	Hocke	10 halten		Vorbeuge	1	1	119
6	Stehende Grätsche	10 halten		Aufrechter Stand	1	1	129
7	Elefant durchs Nadelöhr liegend	10 halten	x	Rückenlage	2	1	136

Wirkung

Beinrückseiten und Oberschenkelinnenseiten werden mit diesen Übungen sanft gedehnt. Eine Mischung aus Vorbeugen und Hüftöffnern macht dieses Programm zu einer Wohltat für müde Beine. Dadurch, dass alle Übungen sitzend oder liegend am Boden stattfinden, können Sie sich entspannt und mit wenig Kraftaufwand in die Haltungen sinken lassen.

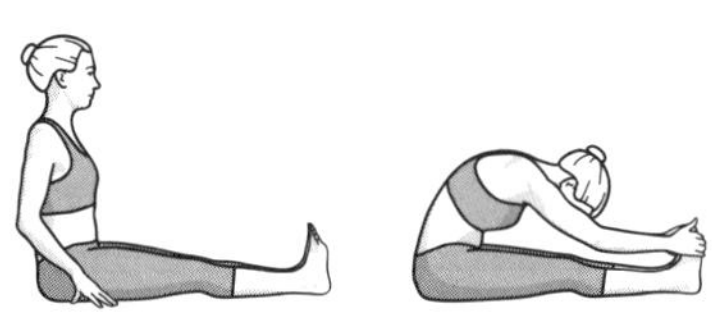

1 Sitzende Vorbeuge

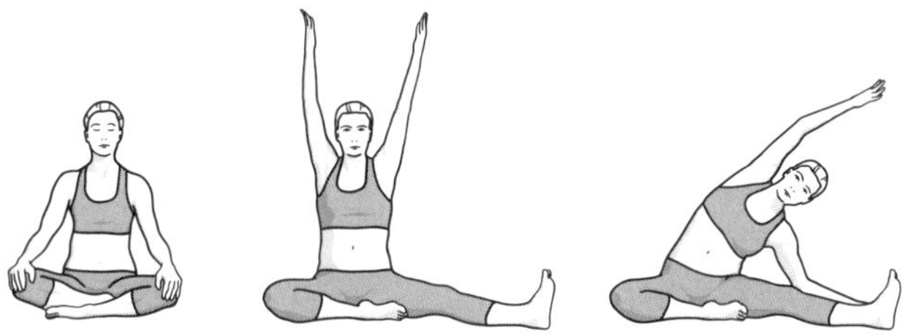

2 Halbe sitzende Grätsche

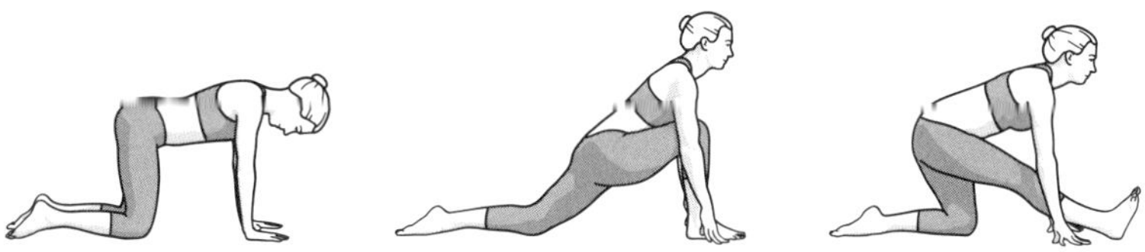

3 Pyramide

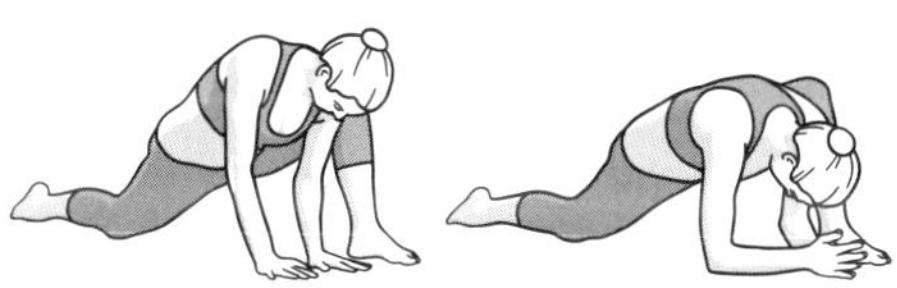

4 Eidechse

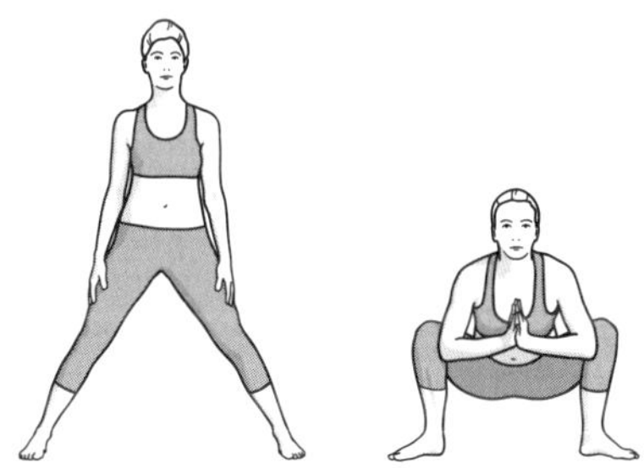

5 Hocke

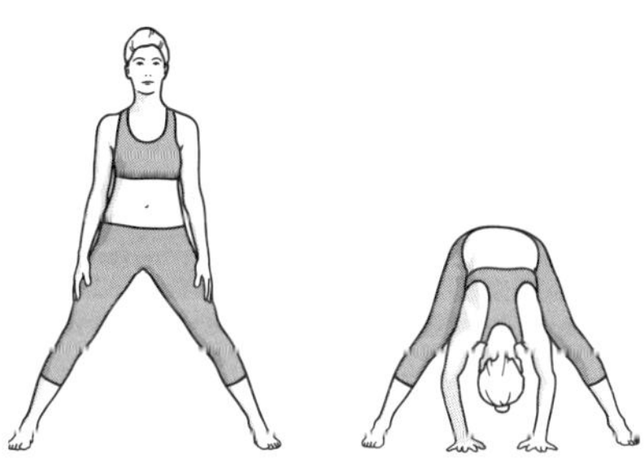

6 Stehende Grätsche

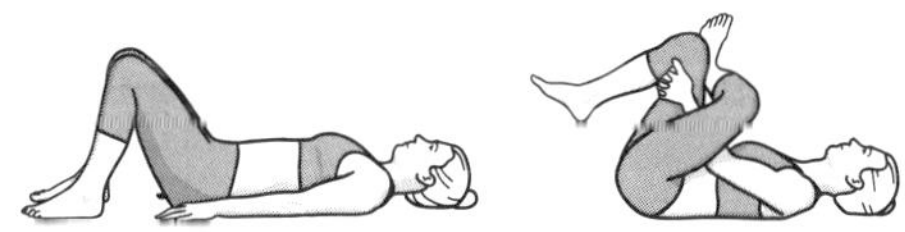

7 Elefant durchs Nadelöhr liegend

11 Entspannte Beine für Fortgeschrittene

Trainingsdauer: 30 Minuten

1 2 3

	Übungen	Atemzüge	Seiten-wechsel	Ruhehaltung für 5 Atemzüge	Sätze	Intensität	Seite
1	Stehende Vorbeuge	10 halten		Aufrechter Stand	2	1	130
2	Gerader Rücken	5 dynamisch		Vorbeuge	3	2	130
3	Sprinter	10 halten	x	Kindposition	2	2	122
4	Dreieck	10 halten	x	Aufrechter Stand	2	2	127
5	Gedrehtes Dreieck	10 halten	x	Aufrechter Stand	2	2	128
6	Hand-Fuß-Haltung zur Seite	5 halten	x	Aufrechter Stand	2	2	125
7	Pflug	10 halten		Rückenlage	1	2	136

Wirkung

Hier finden Sie intensive Dehnungen für die so oft verkürzte Beinrückseite. Diese Übungen sind meist bilateral, müssen also auf zwei Seiten ausgeführt werden und darüber hinaus auch je Seite zweimal (zwei Sätze). Dadurch ist das Workout intensiv und länger.

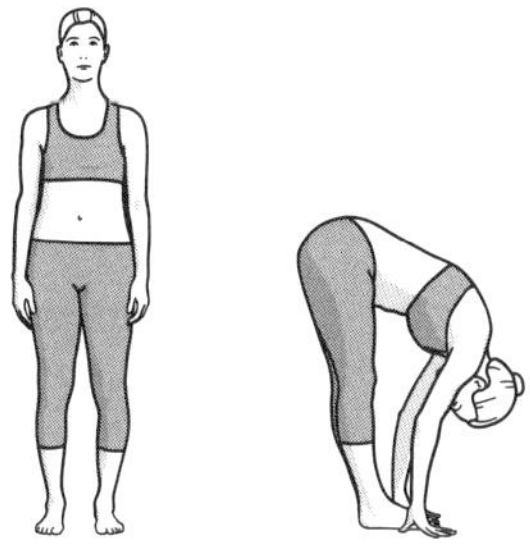

1 Stehende Vorbeuge

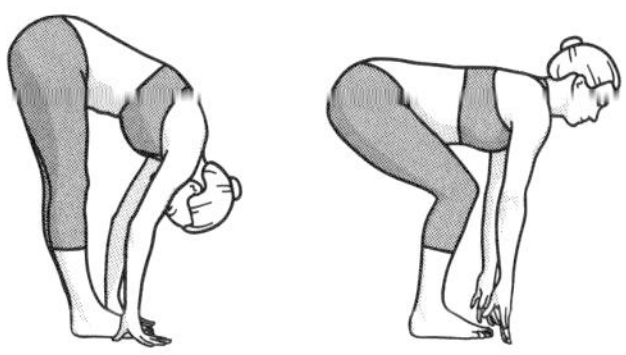

2 Gerader Rücken

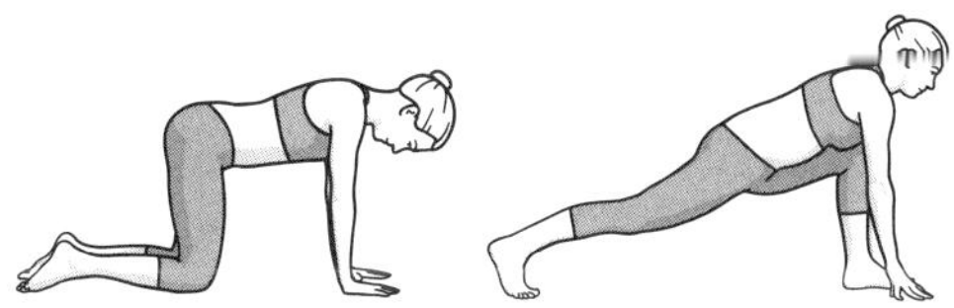

3 Sprinter

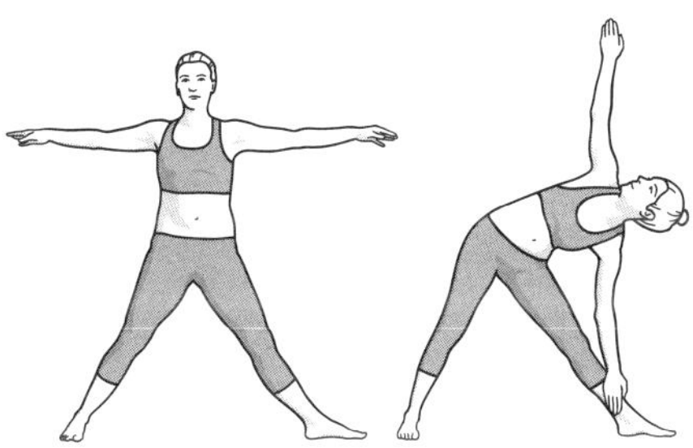

4 Dreieck

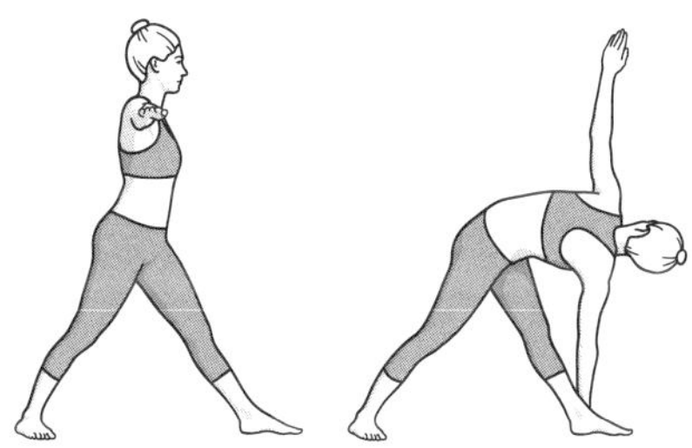

5 Gedrehtes Dreieck

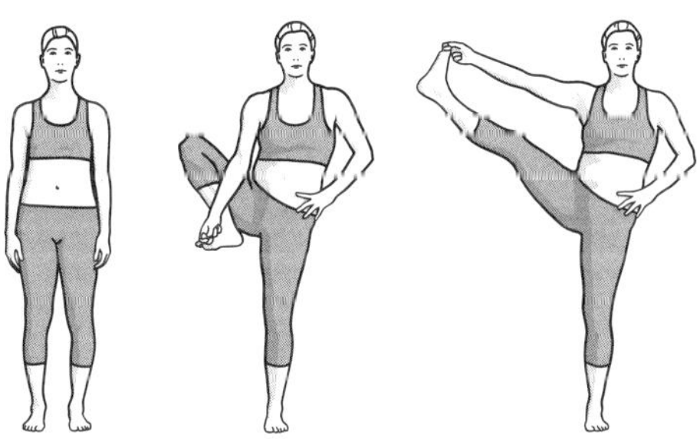

6 Hand-Fuß-Haltung zur Seite

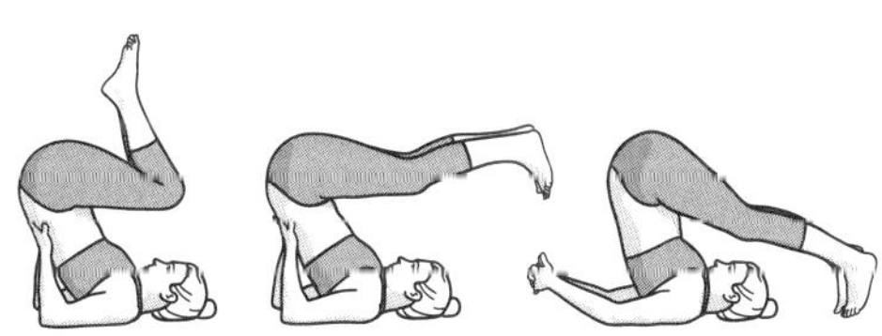

7 Pflug

12 Kraft für den gesamten Körper für Einsteiger

Trainingsdauer: 20 Minuten

1 2 3

	Übungen	Atemzüge	Seitenwechsel	Ruhehaltung für 5 Atemzüge	Sätze	Intensität	Seite
1	Kreisatmung	10 dynamisch		Aufrechter Stand	2	1	123
2	Berg	10 halten		Aufrechter Stand	2	1	123
3	Blitz	10 halten		Aufrechter Stand	2	1	124
4	Herabschauender Hund	5 halten		Kindposition	3	1	131
5	Kobra	5 dynamisch		Kindposition	3	1	137
6	Halbes Boot	5 halten		Aufrechter Sitz	3	1	120
7	Knie liegend heranziehen	10 halten		Rückenlage	1		135

Wirkung

Kurz, aber knackig ist dieses kräftigende Workout für Einsteiger. Bei den intensiveren Übungen ist die Anzahl der Sätze auf drei erhöht, dafür aber die Haltedauer kürzer. So haben Sie mehr Ruhepausen und trainieren die Kraftausdauer.

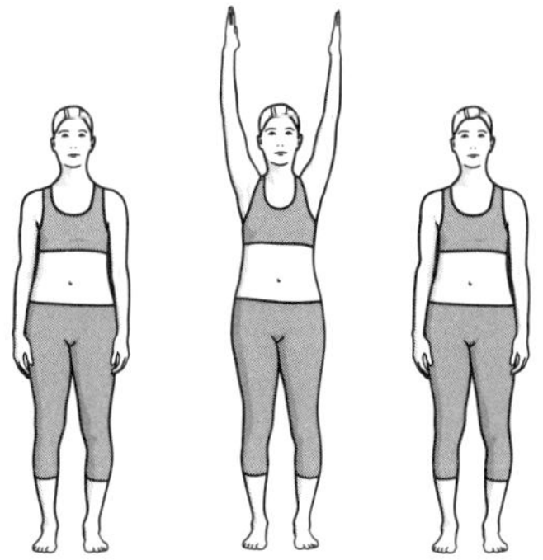

1 Kreisatmung

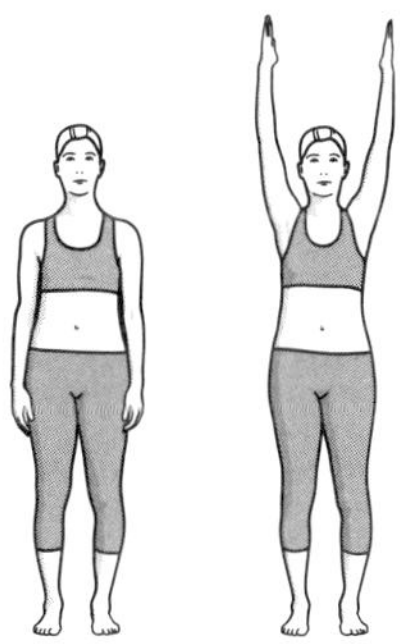

2 Berg

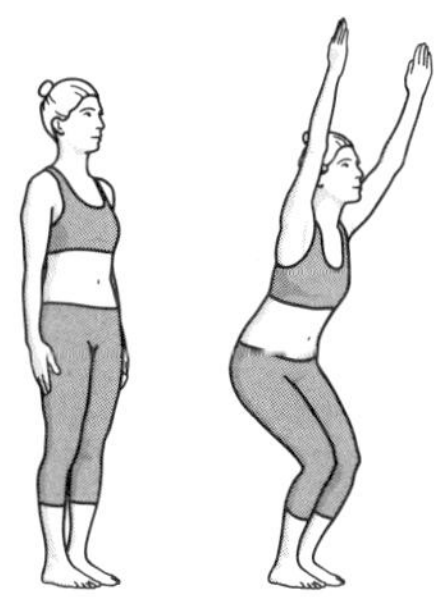

3 Blitz

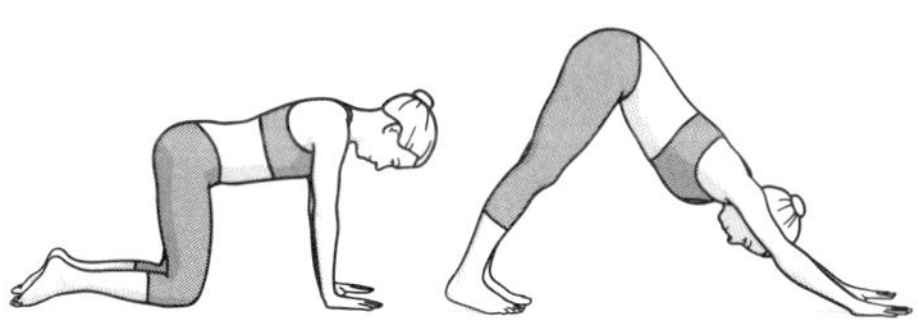

4 Herabschauender Hund

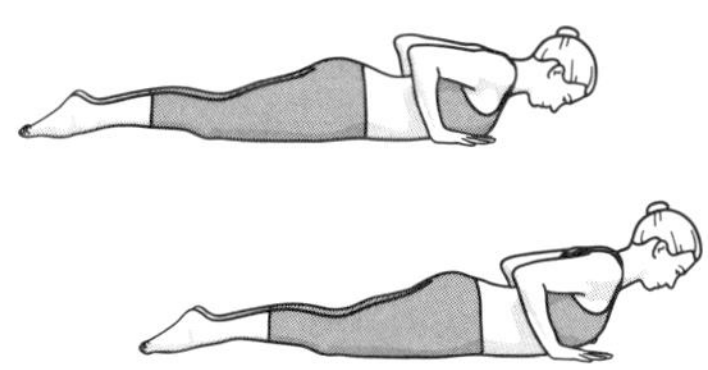

5 Kobra

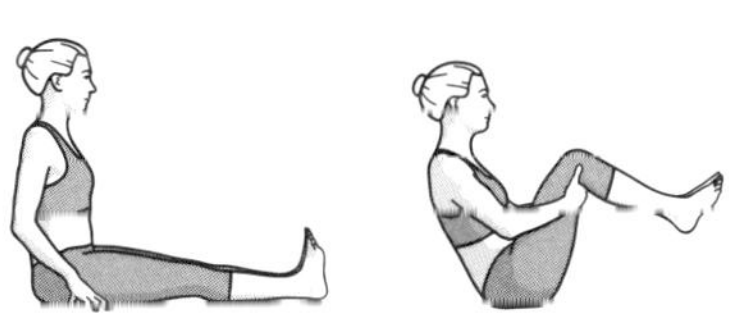

6 Halbes Boot

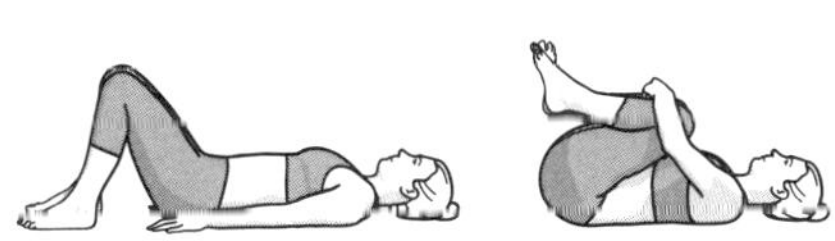

7 Knie liegend heranziehen

13 Kraft für den gesamten Körper für Fortgeschrittene

Trainingsdauer: 30 Minuten

1 **2** 3

	Übungen	Atemzüge	Seiten-wechsel	Ruhehaltung für 5 Atemzüge	Sätze	Intensität	Seite
1	Kreisatmung	10 dynamisch		Aufrechter Stand	2	1	123
2	Blitz	10 halten		Aufrechter Stand	2	2	124
3	Gedrehter Blitz	5 halten	x	Aufrechter Stand	2	2	124
4	Krieger 3	5 halten	x	Aufrechter Stand	2	1	125
5	Krieger 1	5 halten	x	Aufrechter Stand	2	1	126
6	Hohe Planke	10 halten		Kindposition	2	2	132
7	Tiefe Planke	5 halten		Kindposition	2	2	132
8	Pflug	10 halten		Rückenlage	1	2	136

Wirkung

Dieses Workout wird vor allem durch seine Dauer fordernd. Übungen 1 bis 5 werden im Stehen ausgeführt und kräftigen vor allem den Unterkörper. Anschließend folgen Stabilisationshaltungen für den gesamten Körper.

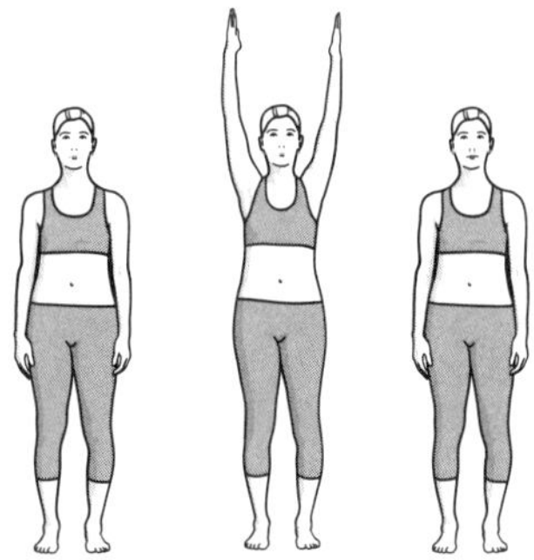

1 Kreisatmung

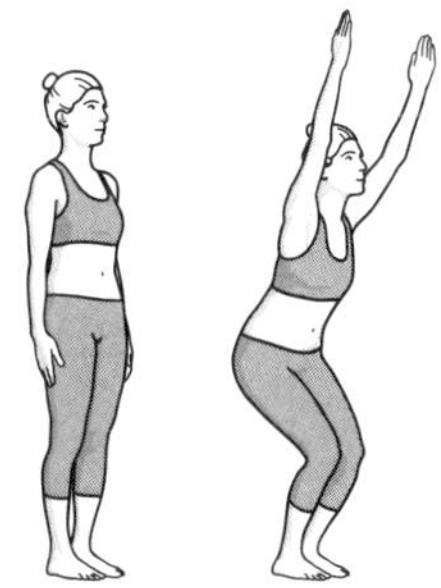

2 Blitz

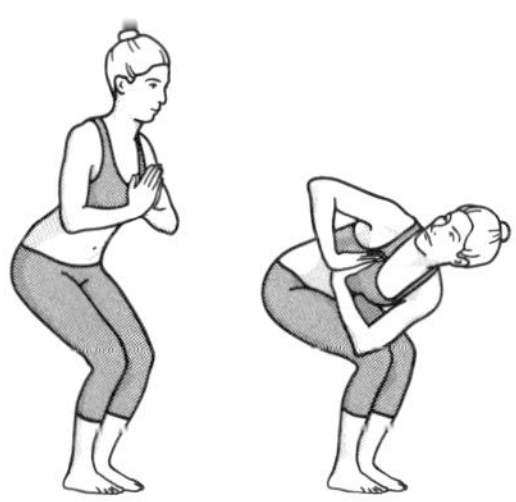

3 Gedrehter Blitz

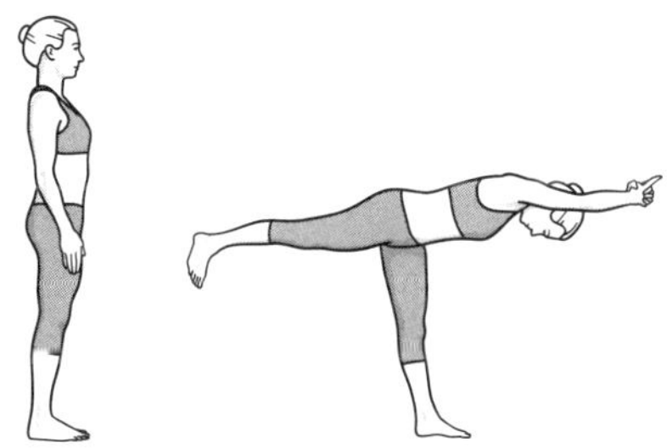

4 Krieger 3

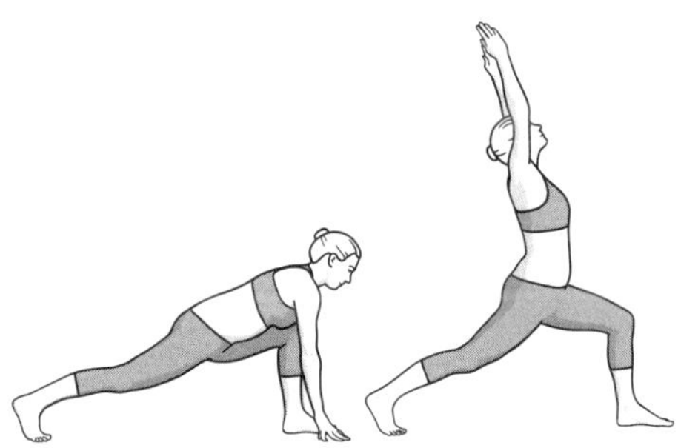

5 Krieger 1

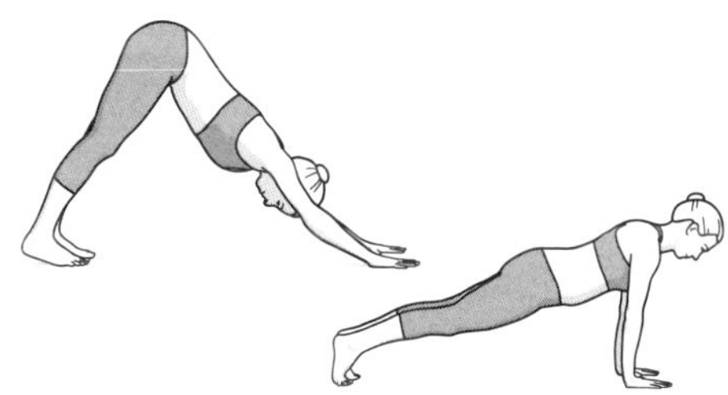

6 Hohe Planke

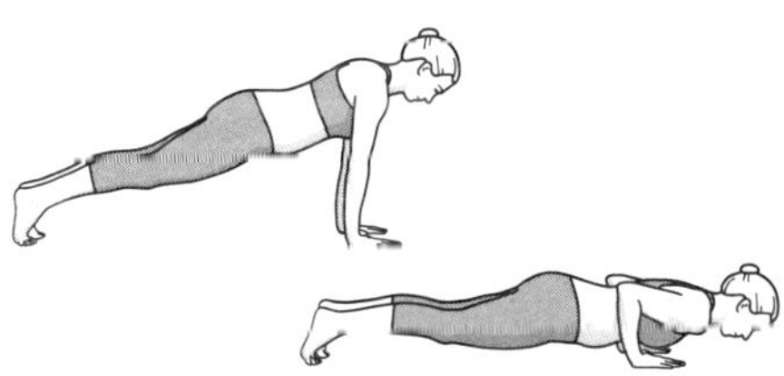

7 Tiefe Planke

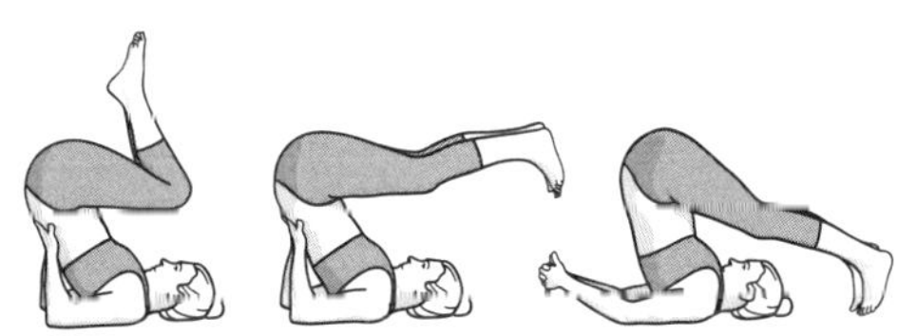

8 Pflug

14 Kraft für den gesamten Körper für Profis

Trainingsdauer: 25 Minuten

1 2 **3**

	Übungen	Atemzüge	Seitenwechsel	Ruhehaltung für 5 Atemzüge	Sätze	Intensität	Seite
1	Berg	10 halten		Aufrechter Stand	2	1	123
2	Gerader Rücken	10 dynamisch		Vorbeuge	2	2	130
3	Hohe Planke	10 halten		Kindposition	3	2	132
4	Tiefe Planke	5 halten		Kindposition	3	3	132
5	Krähe	5 halten		Kindposition	3	3	134
6	Tisch	10 halten	x	Schneidersitz	2	2	133
7	Brücke	5 halten		Rückenlage	2	3	133
8	Pflug	10 halten		Rückenlage	1	2	136

Wirkung

Auf die Hände, fertig, los! Diese Yoga-Session besteht überwiegend aus Übungen, die auf allen vieren oder nur auf den Händen stattfinden. Die Schwerkraft ist dabei der natürliche Feind. Das heißt, Sie müssen von Kopf bis Fuß Kraft und Ausdauer aufbringen, um die kleinen und großen Herausforderungen dieses Workouts zu meistern.

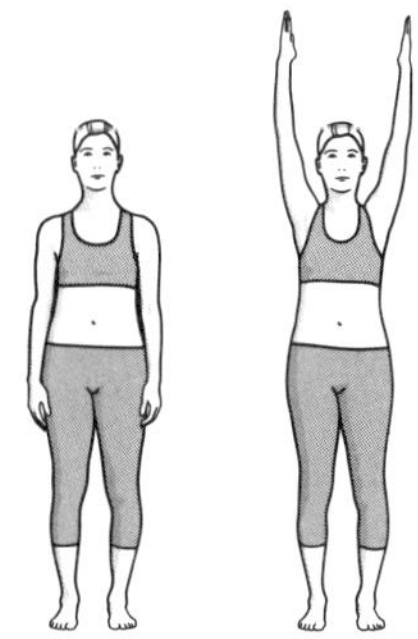

1 Berg

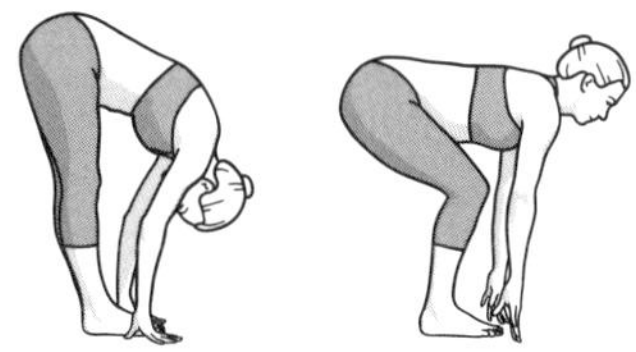

2 Gerader Rücken

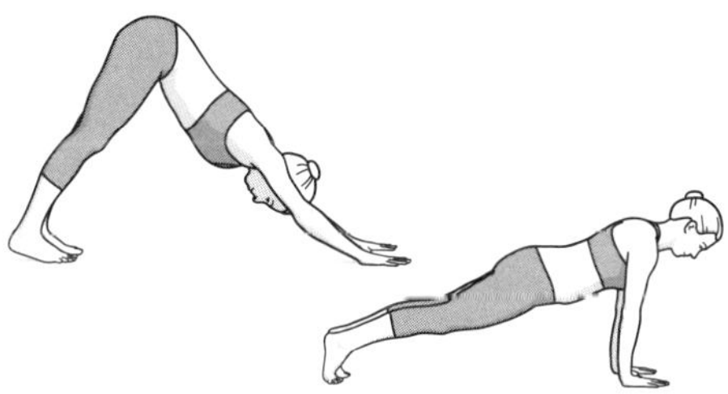

3 Hohe Planke

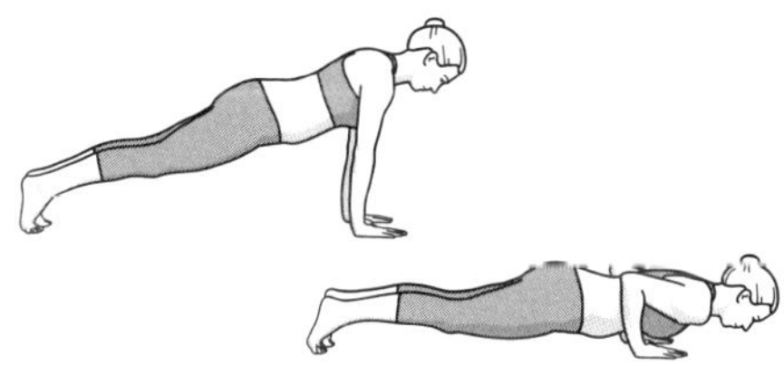

4 Tiefe Planke

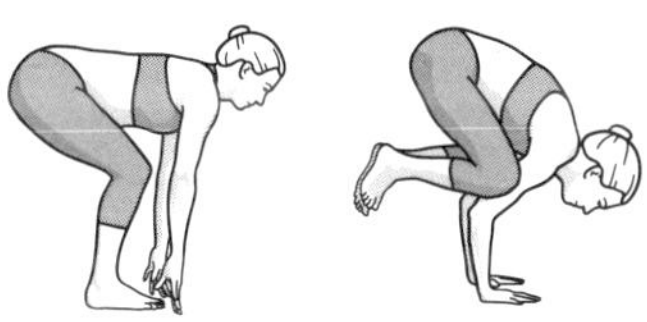

5 Krähe

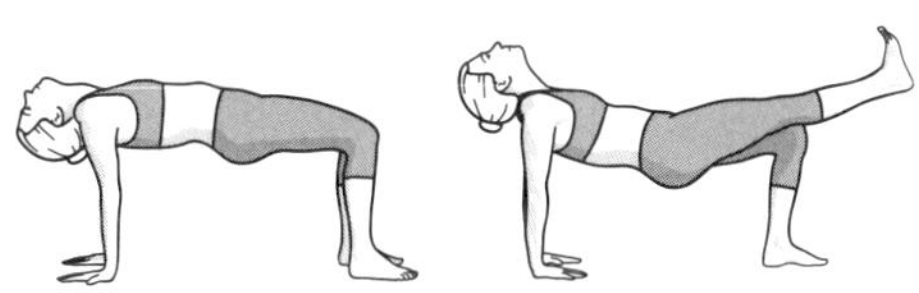

6 Tisch

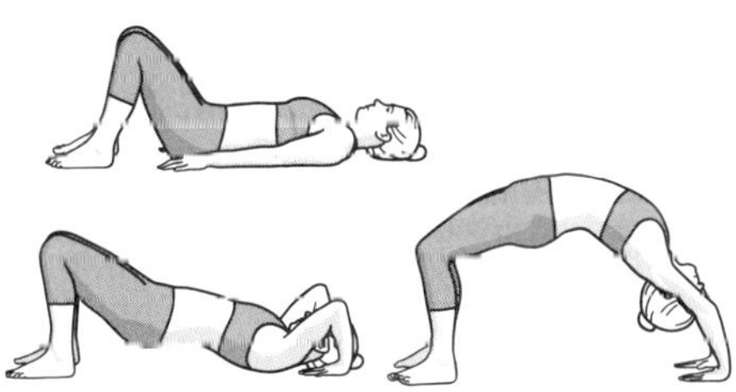

7 Brücke

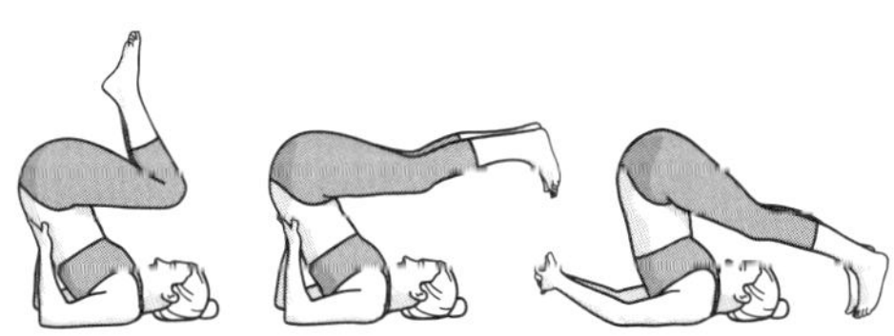

8 Pflug

15 Feste Körpermitte für Einsteiger

Trainingsdauer: 20 Minuten

1 2 3

	Übungen	Atemzüge	Seiten-wechsel	Ruhehaltung für 5 Atemzüge	Sätze	Intensität	Seite
1	Kreisatmung	10 dynamisch		Aufrechter Stand	1	1	123
2	Baum	10 halten	x	Aufrechter Stand	2	1	124
3	Schwingender Krieger	10 dynamisch	x	Aufrechter Stand	2	1	129
4	Hohe Planke	5 halten		Kindposition	3	1	132
5	Halbes Boot	5 halten		Schneidersitz	3	1	120
6	Schildkröte	10 halten		Rückenlage	1	1	118

Wirkung

Ob tiefe stabilisierende Muskulatur, die geraden oder die seitlichen Bauchmuskeln – in diesem Workout sprechen Sie die gesamte Rumpfmuskulatur an, statisch haltend und dynamisch in Bewegung. Die Satzzahl wird kontinuierlich von eins auf drei gesteigert, die Haltezeit allerdings reduziert, was die Kraftausdauerfähigkeit trainiert.

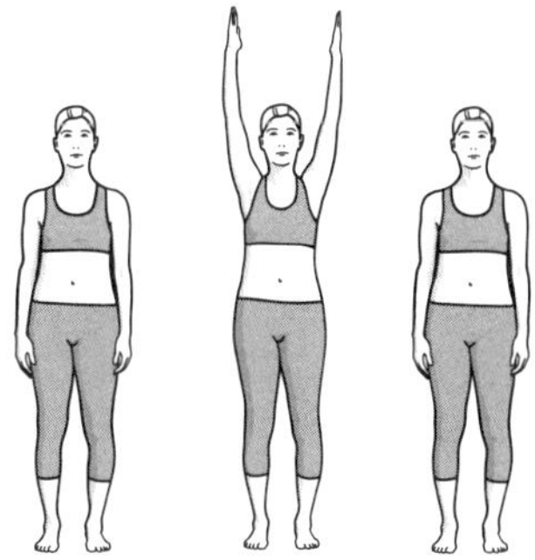

1 Kreisatmung

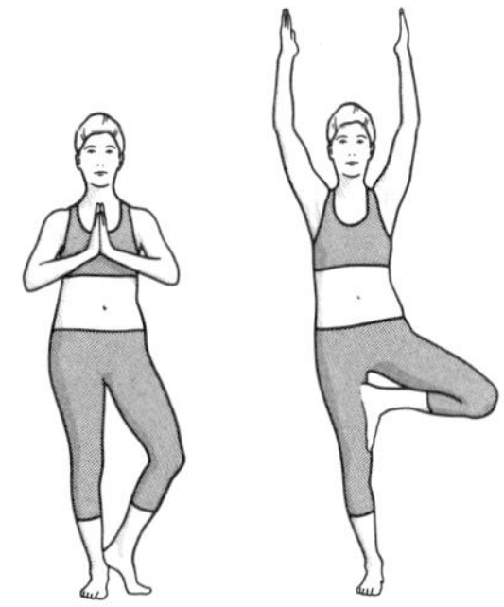

2 Baum

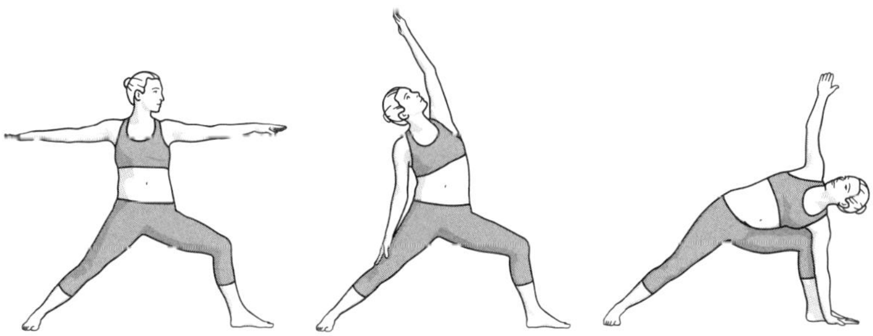

3 Schwingender Krieger

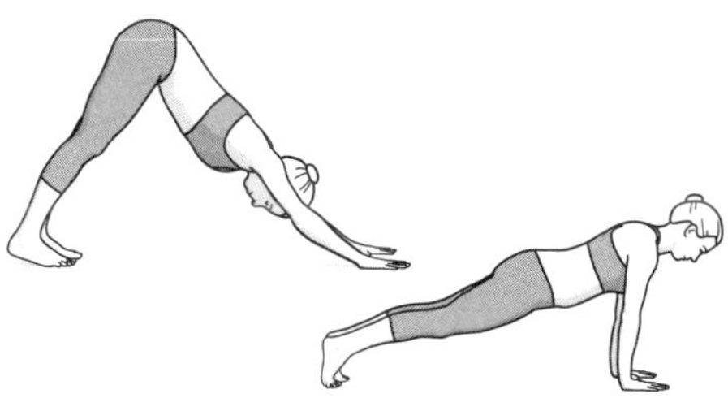

4 Hohe Planke

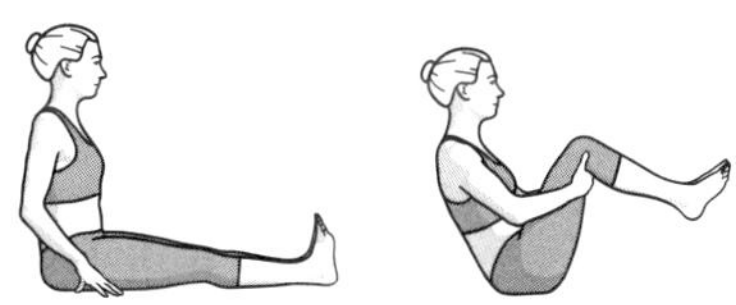

5 Halbes Boot

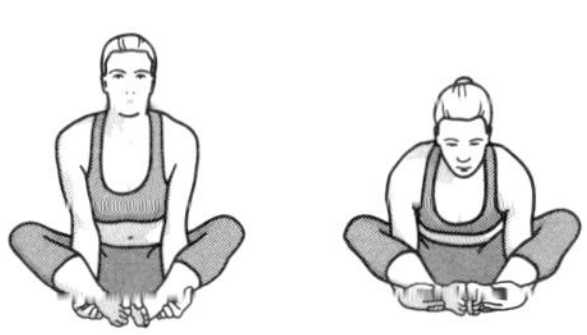

6 Schildkröte

16 Feste Körpermitte für Fortgeschrittene

Trainingsdauer: 25 Minuten

1 2 3

	Übungen	Atemzüge	Seiten-wechsel	Ruhehaltung für 5 Atemzüge	Sätze	Intensität	Seite
1	Schwingender Schneidersitz	10 dynamisch		Schneidersitz	1	1	116
2	Blitz	10 halten		Vorbeuge	2	2	124
3	Gedrehter Blitz	5 halten	x	Vorbeuge	2	2	124
4	Gestreckter Winkel	10 halten	x	Aufrechter Stand	2	2	128
5	Hohe Planke	10 halten		Kindposition	2	2	132
6	Krähe	5 halten		Vorbeuge	2	3	134
7	Boot	10 halten		Schneidersitz	2	2	120
8	Happy Child	10 halten		Rückenlage	1	1	134

Wirkung

In diesem Workout finden Sie alle Herausforderungen, die Ihre Rumpfmuskulatur ansprechen. Sofern Sie noch Kraft haben, können Sie gern gegen Ende des Workouts (Übungen 5 bis 7) die Satzzahl auf drei erhöhen. Der zeitliche Mehraufwand hält sich in Grenzen, da diese Übungen unilateral ausgeführt werden.

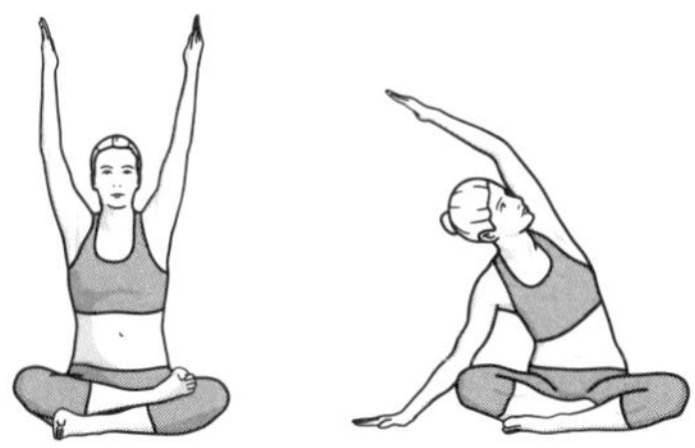

1 Schwingender Schneidersitz

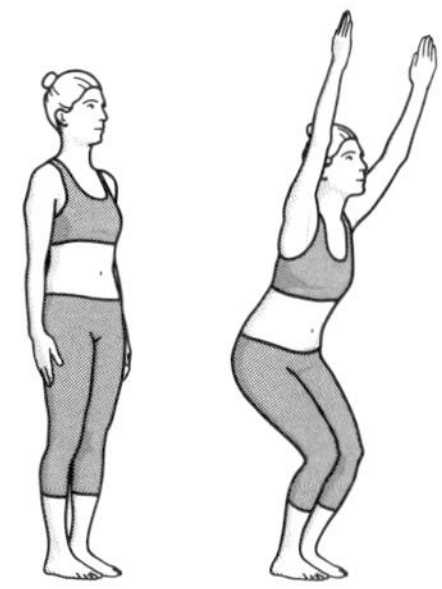

2 Blitz

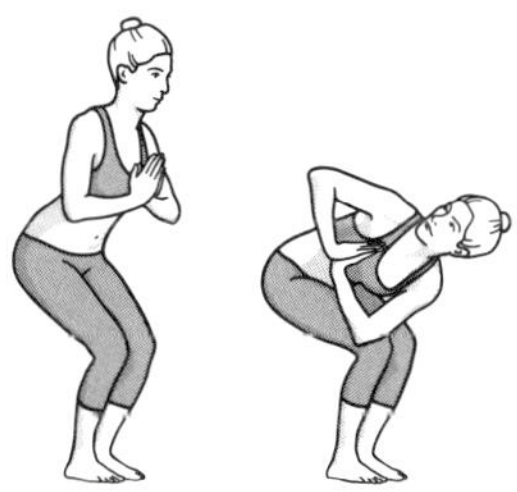

3 Gedrehter Blitz

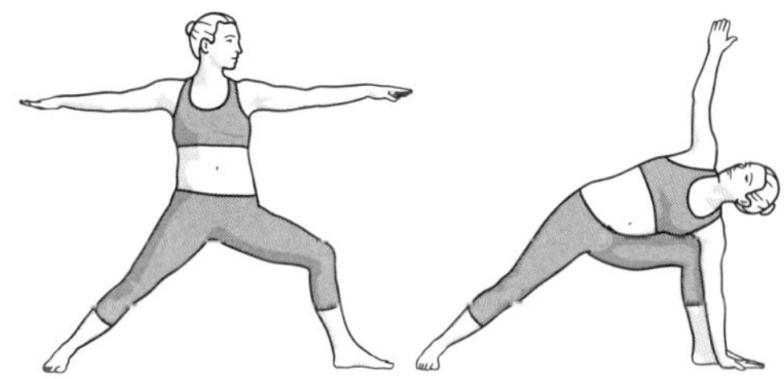

4 Gestreckter Winkel

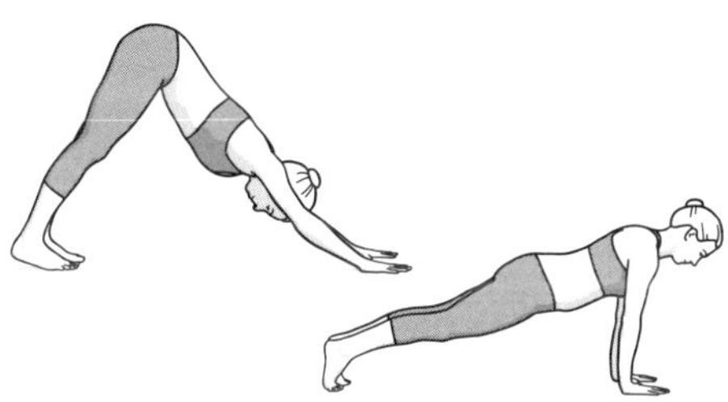

5 Hohe Planke

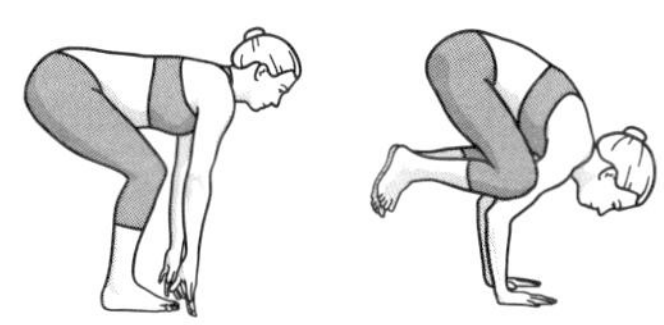

6 Krähe

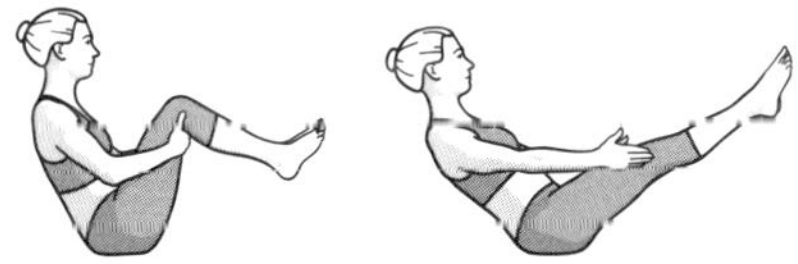

7 Boot

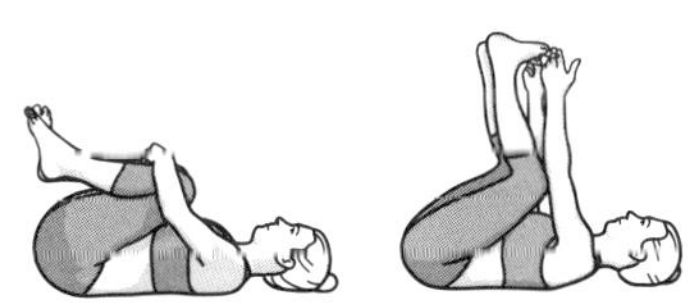

8 Happy Child

17 Stabile Schultern für Einsteiger

Trainingsdauer: 30 Minuten

1 2 3

	Übungen	Atemzüge	Seitenwechsel	Ruhehaltung für 5 Atemzüge	Sätze	Intensität	Seite
1	Wirbelsäulenmobilisation	10 dynamisch		Schneidersitz	1	1	116
2	Berg	10 halten		Aufrechter Stand	2	1	123
3	Blitz	5 halten		Vorbeuge	2	1	124
4	Elefant durchs Nadelöhr aus dem Vierfüßlerstand	10 dynamisch	x	Kindposition	2	1	120
5	Herabschauender Hund	5 halten		Kindposition	3	1	131
6	Kobra	5 dynamisch		Kindposition	3	1	137
7	Hohe Planke	5 halten		Kindposition	3	1	132
8	Elefant durchs Nadelöhr aus dem Vierfüßlerstand	10 halten	x	Rückenlage	1	1	120

Wirkung

Yoga ist aufgrund der vielen armgestützten Positionen überaus geeignet zur Kräftigung des Schultergürtels. Die Übungen in diesem Workout stärken die Schulterblattmuskulatur sowie die Stabilisatoren. Dadurch wird die Haltung insgesamt aufrechter.

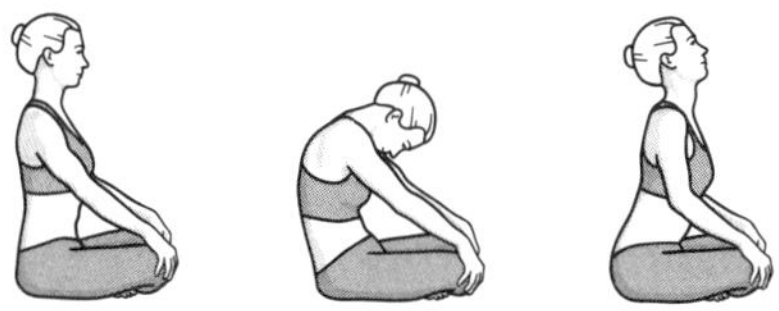

1 Wirbelsäulenmobilisation

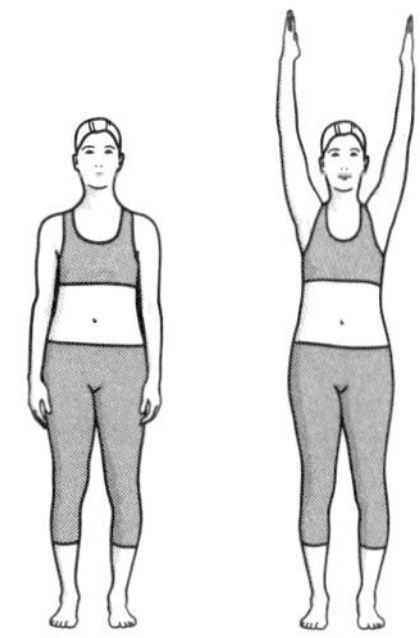

2 Berg

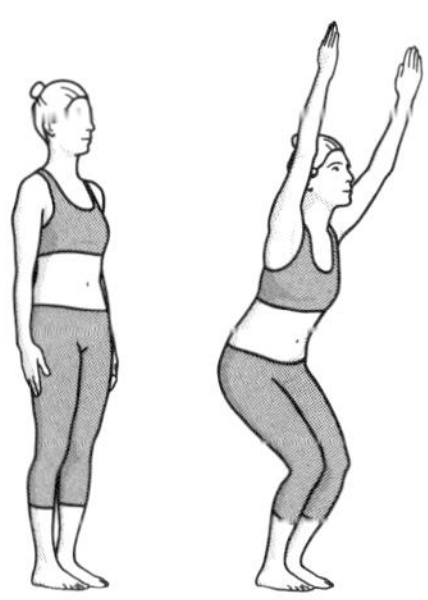

3 Blitz

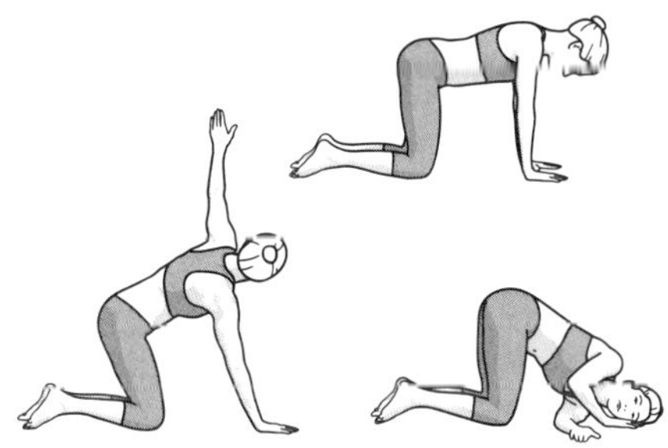

4 Elefant durchs Nadelöhr aus dem Vierfüßlerstand

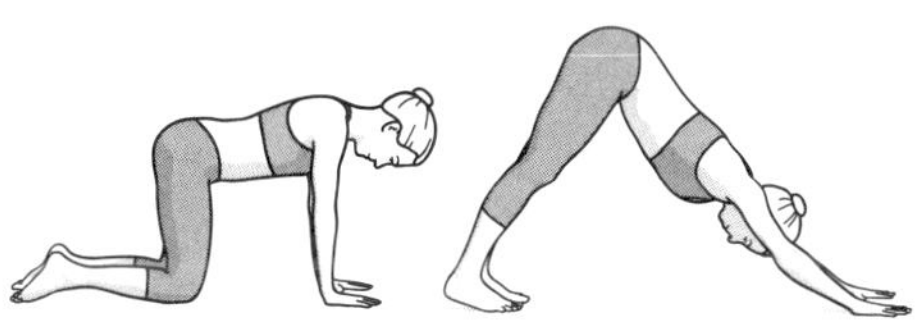

5 Herabschauender Hund

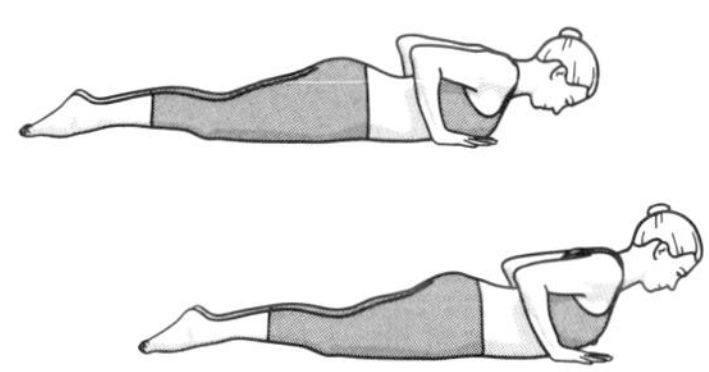

6 Kobra

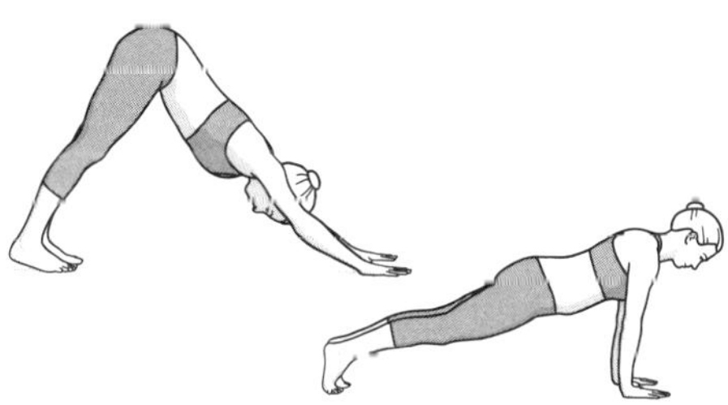

7 Hohe Planke

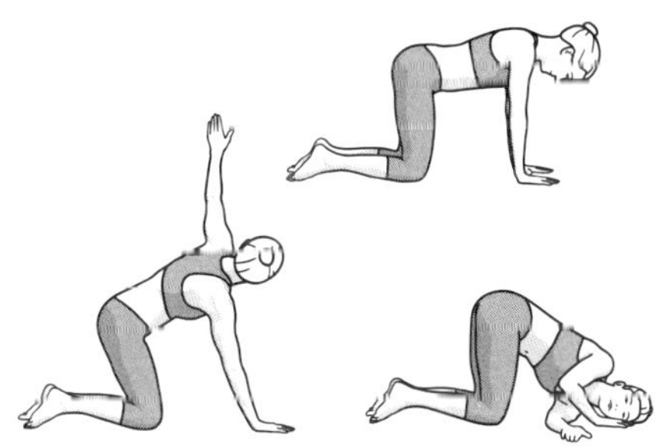

8 Elefant durchs Nadelöhr aus dem Vierfüßlerstand

18 Stabile Schultern für Fortgeschrittene

Trainingsdauer: 30 Minuten

1 **2** 3

	Übungen	Atemzüge	Seitenwechsel	Ruhehaltung für 5 Atemzüge	Sätze	Intensität	Seite
1	Kreisatmung	10 dynamisch		Aufrechter Stand	2	1	123
2	Blitz	10 halten		Vorbeuge	2	2	124
3	Tiefe Planke	10 halten		Kindposition	2	2	132
4	Herabschauender Hund	10 halten		Kindposition	2	2	131
5	Heraufschauender Hund	5 halten		Kindposition	3	2	132
6	Delfin	10 halten		Kindposition	2	3	133
7	Brücke	5 halten		Rückenlage	3	3	133
8	Knie liegend heranziehen	10 halten		Rückenlage	1	1	135

Wirkung

Ein komplett unilaterales Workout. Das heißt, Sie müssen nicht über Seitenwechsel nachdenken. Das liegt vor allem daran, dass die Übungen 4 bis 7 immer im Vierfüßlerstand stattfinden. Ihre Schultern müssen also immer einen Teil des gesamten Körpergewichts stabilisieren. Auch hier gilt: Wer noch Power hat, kann die Satzzahl gern auf drei erhöhen.

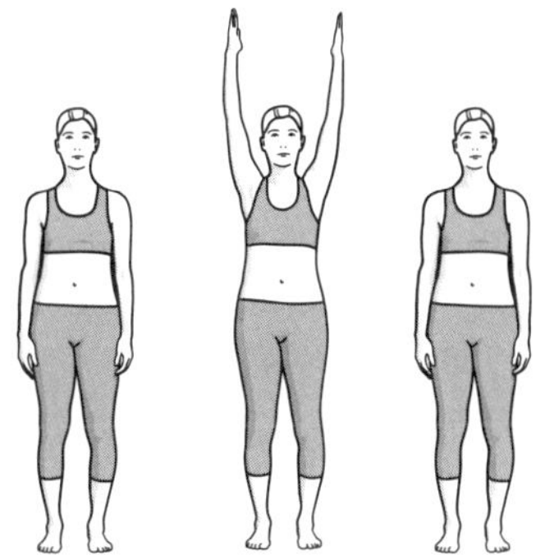

1 Kreisatmung

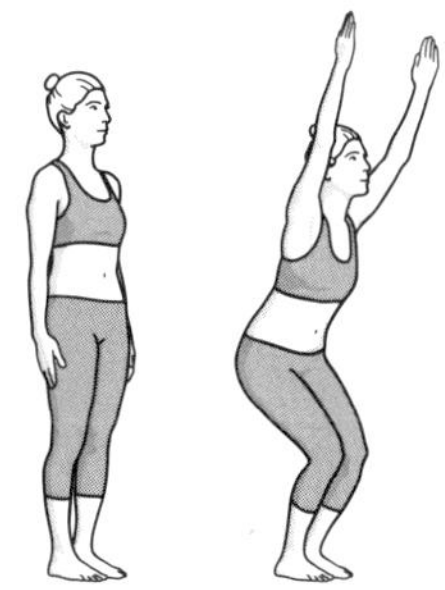

2 Blitz

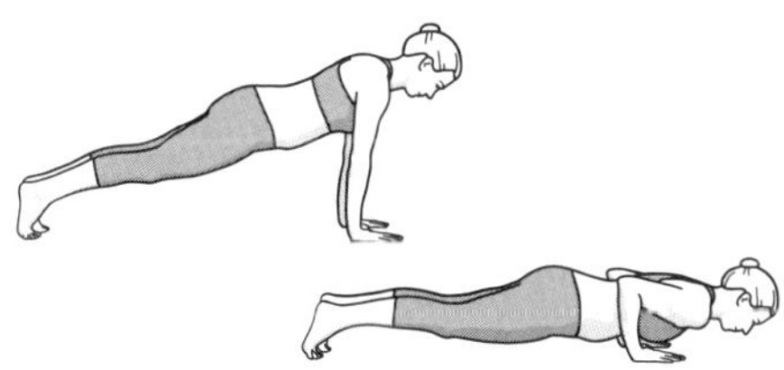

3 Tiefe Planke

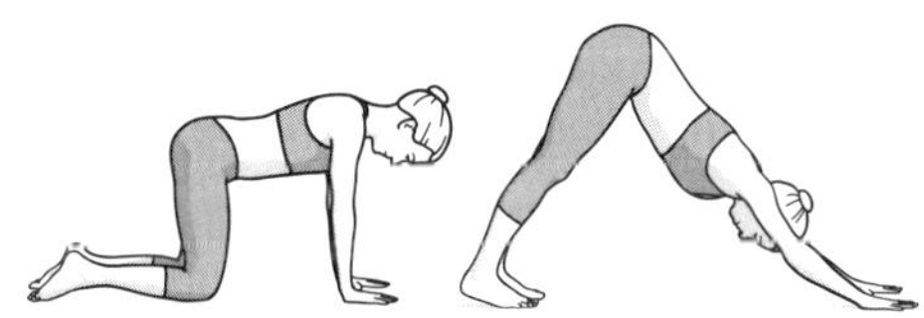

4 Herabschauender Hund

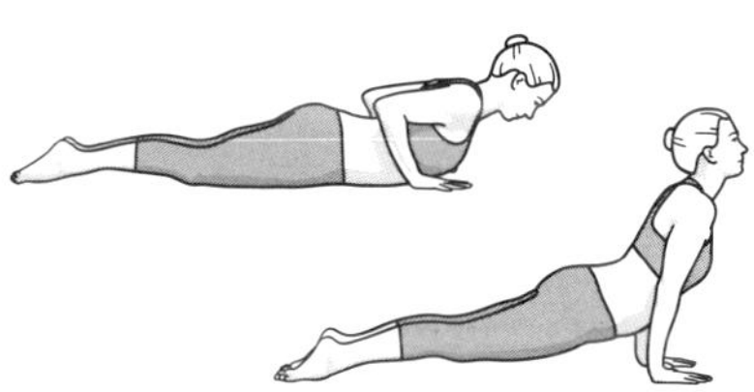

5 Heraufschauender Hund

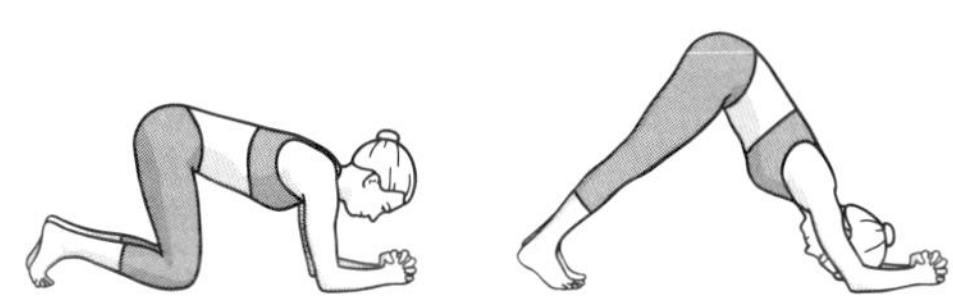

6 Delfin

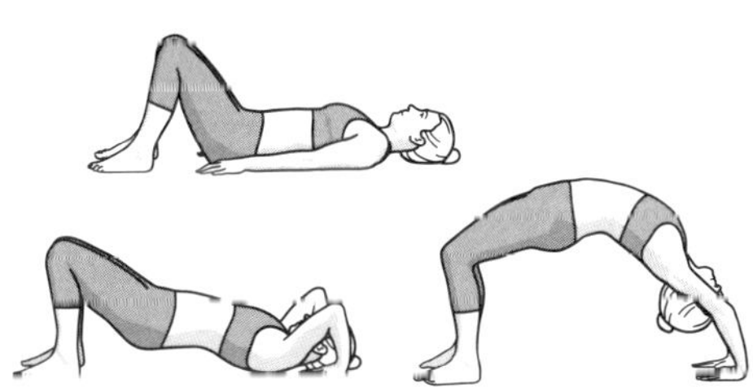

7 Brücke

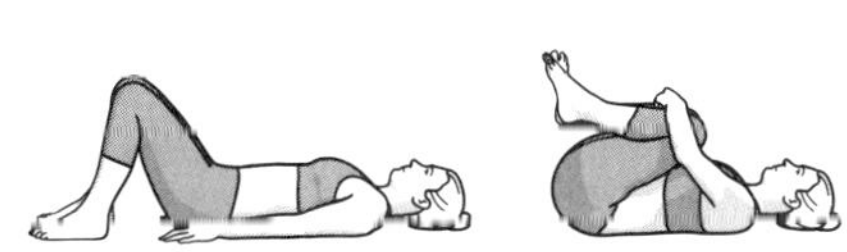

8 Knie liegend heranziehen

19 Kraftvolle Beine für Einsteiger

Trainingsdauer: 40 Minuten

1 2 3

	Übungen	Atemzüge	Seiten-wechsel	Ruhehaltung für 5 Atemzüge	Sätze	Intensität	Seite
1	Kreisatmung	10 dynamisch		Aufrechter Stand	1	1	123
2	Baum	10 halten	x	Aufrechter Stand	2	1	124
3	Krieger 1	10 halten	x	Aufrechter Stand	2	1	126
4	Krieger 2	10 halten	x	Aufrechter Stand	2	1	126
5	Schwingender Krieger	10 dynamisch	x	Aufrechter Stand	2	1	129
6	Hocke	10 halten		Vorbeuge	2	2	119
7	Elefant durchs Nadelöhr liegend	10 halten	x	Rückenlage	1	1	136

Wirkung

Diese Yoga-Einheit findet überwiegend im Stand statt. Ihre Beine werden in allen Bereichen trainiert: Oberschenkel, Oberschenkelinnenseite und Gesäß. Die Einheit dauert durch die Vielzahl der bilateralen Übungen etwas länger und fordert ein wenig Ausdauer und Durchhaltevermögen.

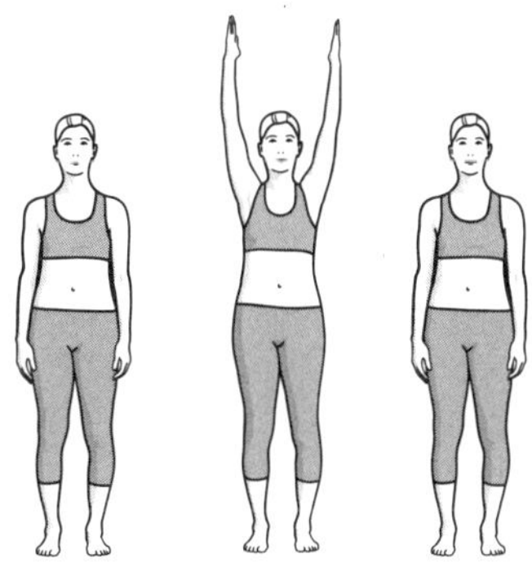

1 Kreisatmung

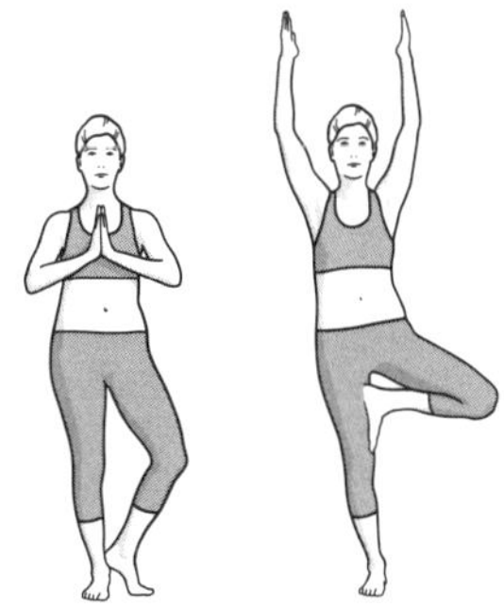

2 Baum

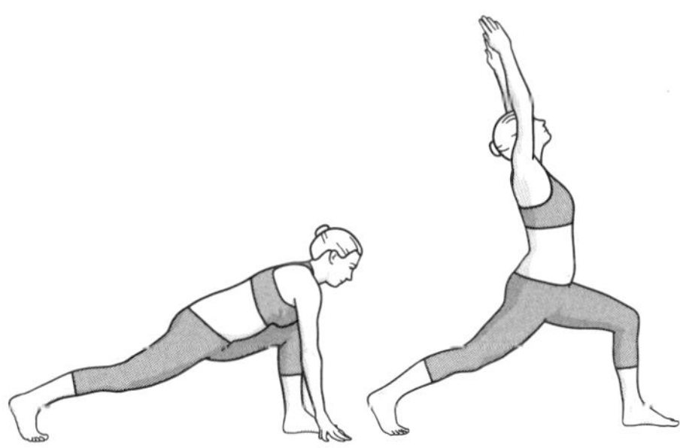

3 Krieger 1

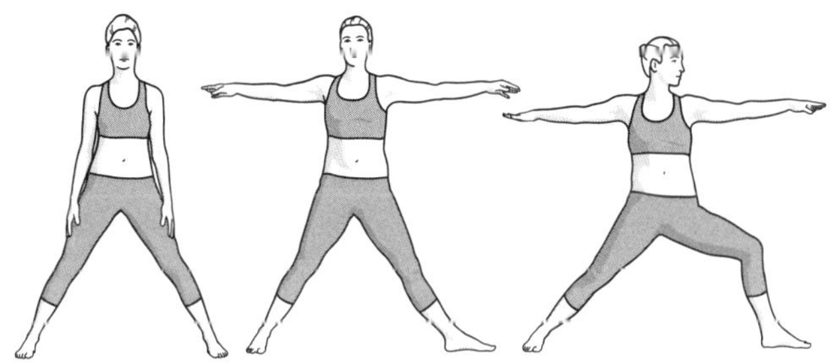

4 Krieger 2

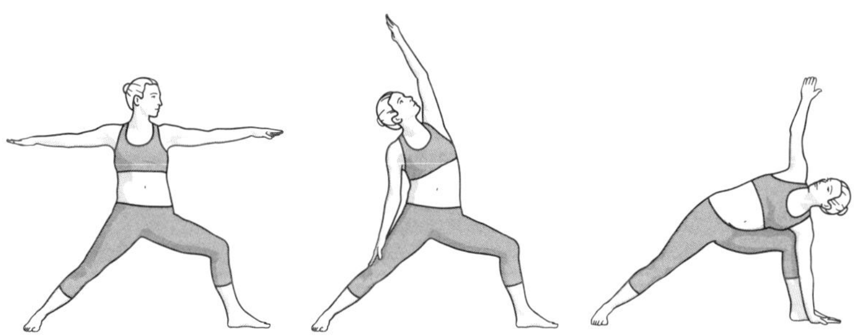

5 Schwingender Krieger

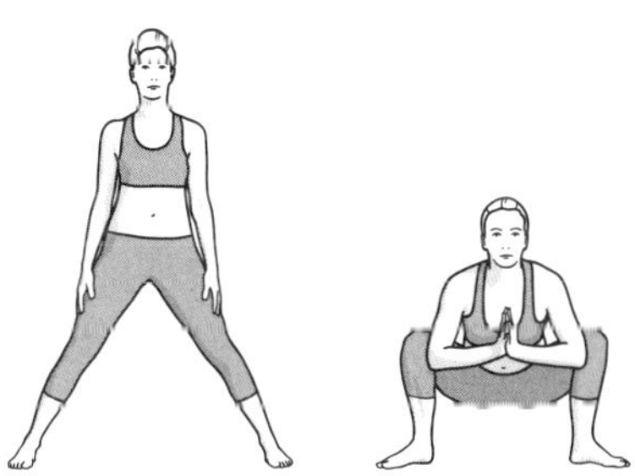

6 Hocke

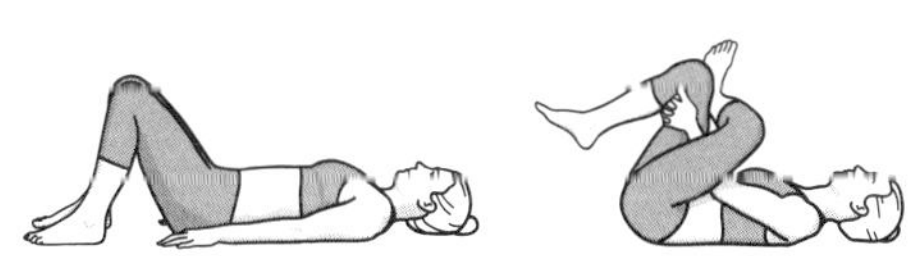

7 Elefant durchs Nadelöhr liegend

20 Kraftvolle Beine für Fortgeschrittene

Trainingsdauer: 45 Minuten

1 **2** 3

	Übungen	Atemzüge	Seitenwechsel	Ruhehaltung für 5 Atemzüge	Sätze	Intensität	Seite
1	Gedrehter Blitz	5 halten	x	Aufrechter Stand	2	2	124
2	Krieger 3	10 halten	x	Vorbeuge	2	2	125
3	Krieger 1	10 halten	x	Aufrechter Stand	2	2	126
4	Tänzer	5 halten	x	Aufrechter Stand	2	2	125
5	Gedrehter Winkel	10 halten	X	Kindposition	2	2	128
6	Demütiger Krieger	10 halten	x	Aufrechter Stand	2	2	127
7	Hocke mit Rotation	10 dynamisch		Vorbeuge	2	2	119
8	Pflug	10 halten		Rückenlage	1	2	136

Wirkung

Hier finden Sie das perfekte Workout für eine feste Bein- und Gesäßmuskulatur. Die Dauer des Programms trägt ihren Teil dazu bei, dass Sie danach spüren, wirklich etwas für sich getan zu haben.

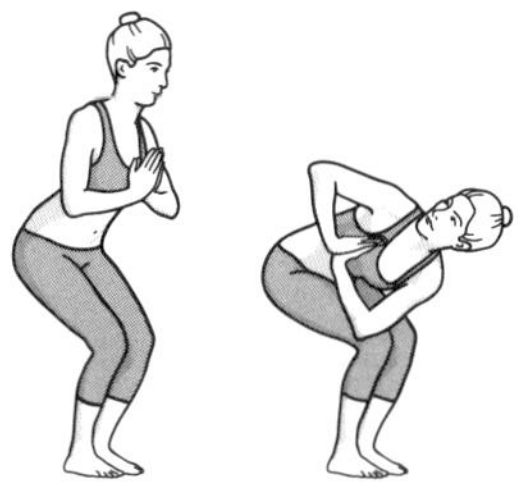

1 Gedrehter Blitz

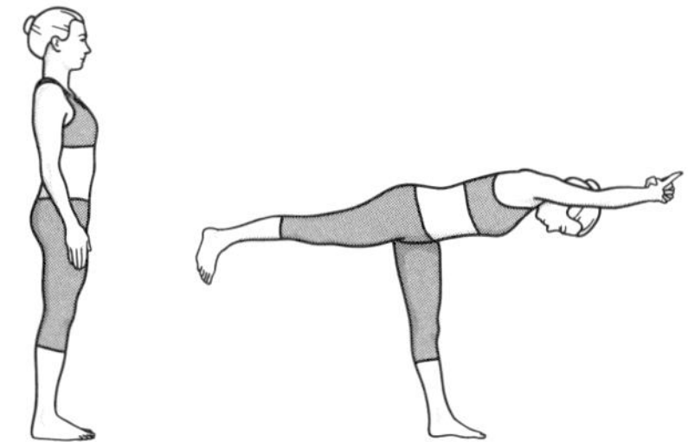

2 Krieger 3

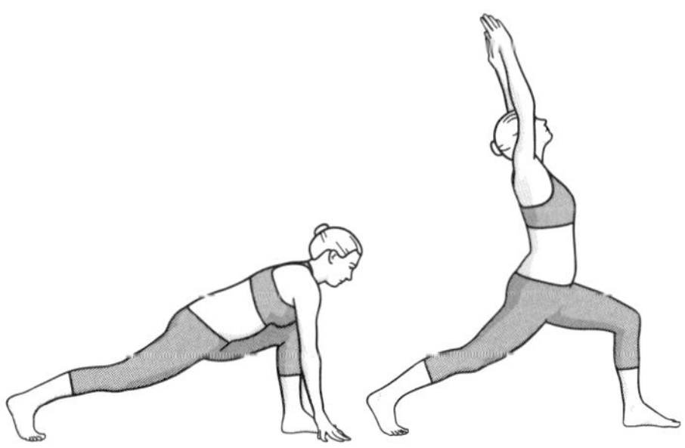

3 Krieger 1

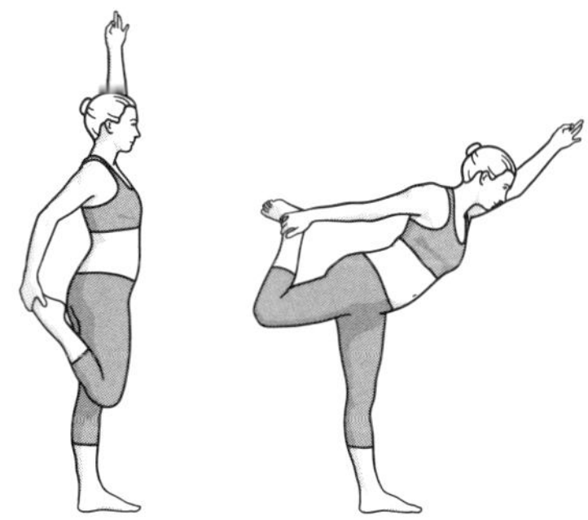

4 Tänzer

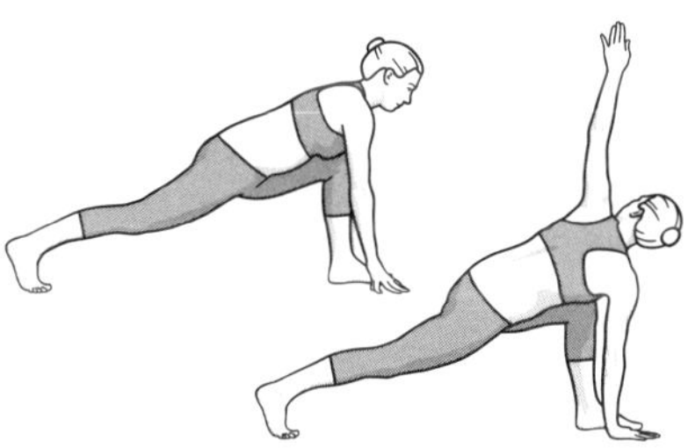

5 Gedrehter Winkel

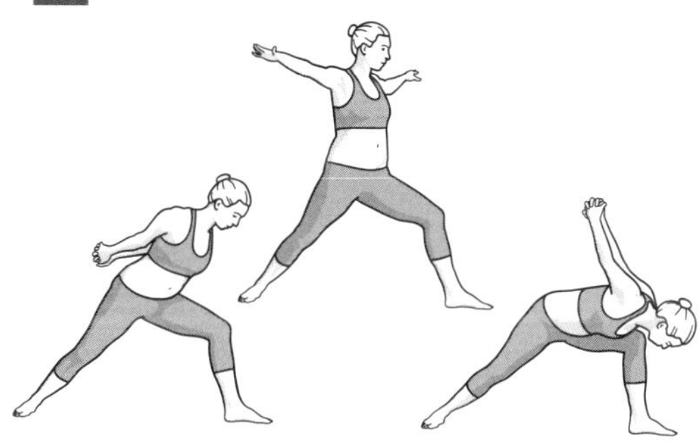

6 Demütiger Krieger

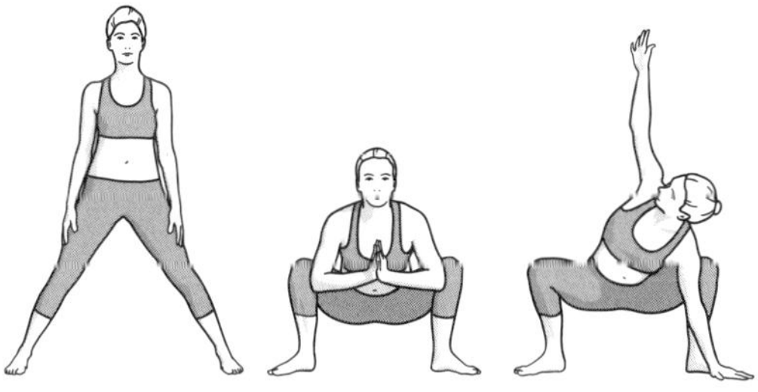

7 Hocke mit Rotation

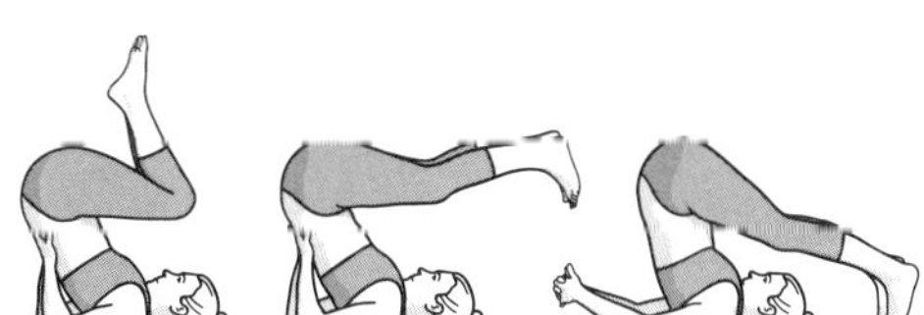

8 Pflug

21 Sonnengruß für Einsteiger

Ausgangsposition: aufrechter Stand
Trainingsdauer: 10 Minuten

1 2 3

	Übungen	Atemzüge	Seite
1	Berg	einatmen	123
2	Stehende Vorbeuge	ausatmen	130
3	Gerader Rücken	einatmen	130
4	Stehende Vorbeuge	ausatmen	130
5	Sprinter	einatmen	122
6	Herabschauender Hund	ausatmen	131
7	Hohe Planke	einatmen	132
8	Tiefe Planke	ausatmen	132
9	Kobra	einatmen	137
10	Herabschauender Hund	ausatmen	131
11	Gerader Rücken	einatmen	130
12	Stehende Vorbeuge	ausatmen	130
13	Berg	einatmen	123
14	Aufrechter Stand	ausatmen	9

Wirkung

Der Sonnengruß ist die wohl bekannteste fließende Abfolge von Übungen aus dem Yoga. Der ganze Körper wird dabei von Kopf bis Fuß gleichermaßen gedehnt und gekräftigt, was ihn auch zu einer sehr geeigneten Übungsfolge zum Aufwärmen macht.

Ablauf

Wiederholen Sie den gesamten Ablauf zehnmal. Achten Sie darauf, dass Sie immer im Wechsel einmal mit dem rechten Fuß und beim nächsten Durchgang mit dem linken Fuß nach hinten in den Sprinter (Übung 5) gehen.

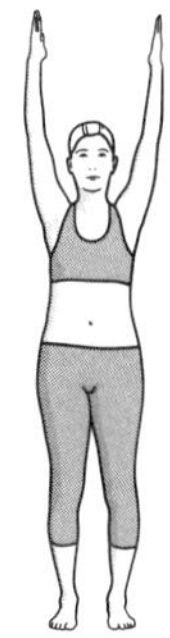

1 Berg

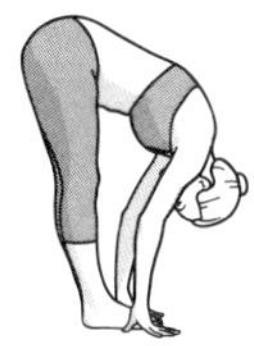

2 Stehende Vorbeuge

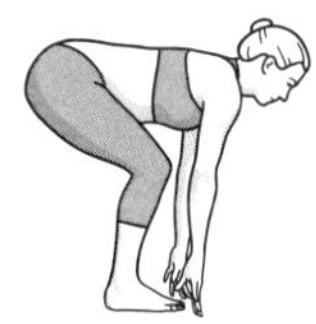

3 Gerader Rücken

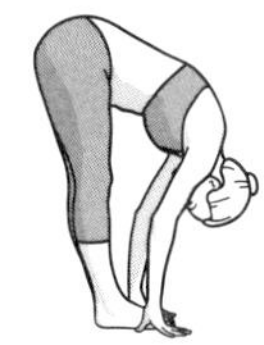

4 Stehende Vorbeuge

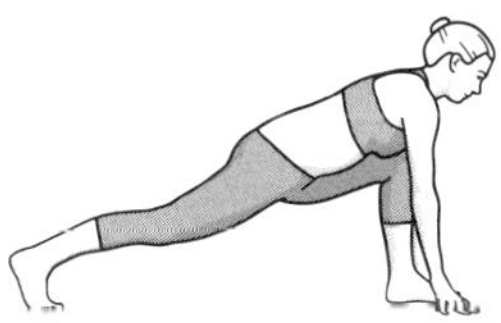

5 Sprinter

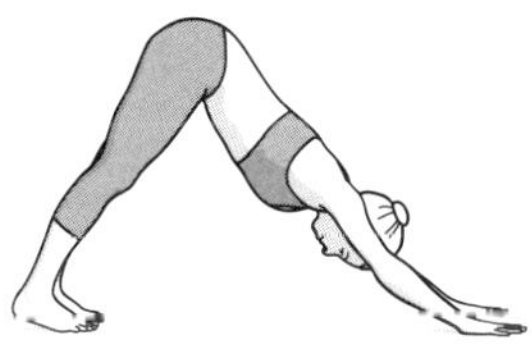

6 Herabschauender Hund

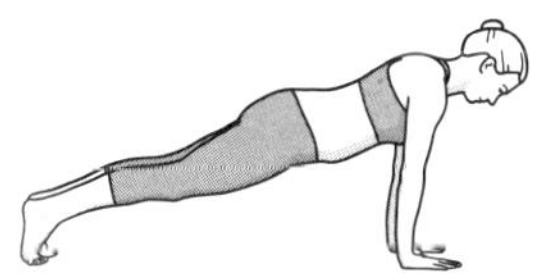

7 Hohe Planke

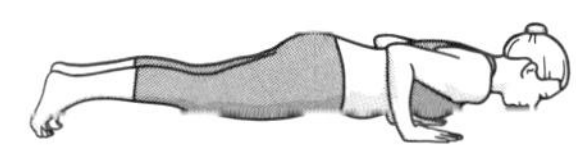

8 Tiefe Planke

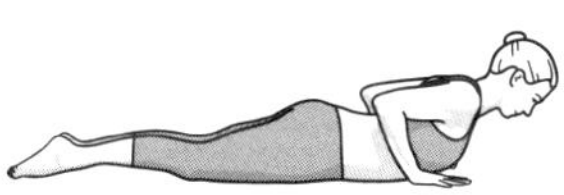

9 Kobra

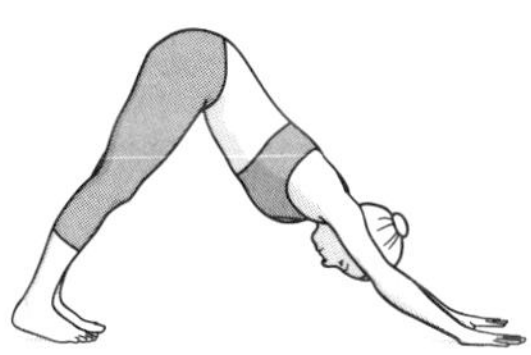

10 Herabschauender Hund

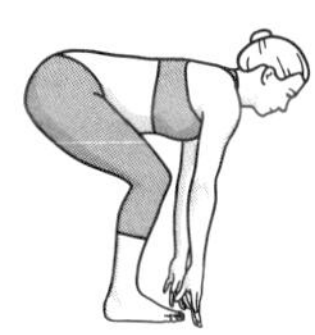

11 Gerader Rücken

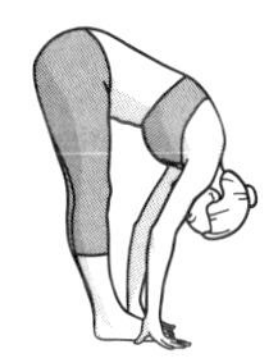

12 Stehende Vorbeuge

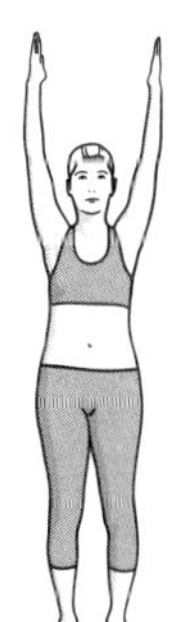

13 Berg

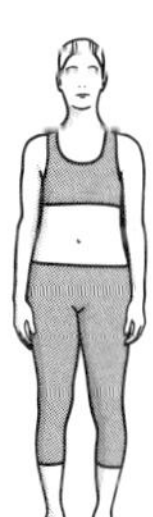

14 Aufrechter Stand

22 Sonnengruß für Fortgeschrittene

Ausgangsposition: aufrechter Stand
Trainingsdauer: 15 Minuten

1 **2** 3

	Übungen	Atemzüge	Seite
1	Blitz	einatmen	124
2	Stehende Vorbeuge	ausatmen	130
3	Gerader Rücken	einatmen	130
4	Herabschauender Hund	ausatmen	131
5	Krieger 1 rechts	einatmen	126
6	Herabschauender Hund	ausatmen	131
7	Krieger 1 links	einatmen	126
8	Herabschauender Hund	ausatmen	131
9	Hohe Planke	einatmen	132
10	Tiefe Planke	ausatmen	132
11	Heraufschauender Hund	einatmen	132
12	Herabschauender Hund	ausatmen	131
13	Gerader Rücken	einatmen	130
14	Stehende Vorbeuge	ausatmen	130

Wirkung

Mit diesem Workout kommt Ihr Herz-Kreislauf-System in Schwung. Achten Sie auf eine gleichmäßige, fließende Atmung während des Flows.

Ablauf

Wiederholen Sie die ganze Übungsreihenfolge zehnmal. Ich empfehle Ihnen, vorab Workout 21, den Sonnengruß für Einsteiger (Seite 54–55), für mindestens vier Durchgänge zu praktizieren. So sind Sie optimal für diese intensivere Version vorbereitet, in der Sie zusätzlich den Krieger 1 und den herabschauenden Hund üben.

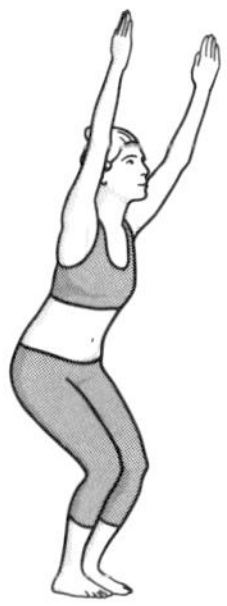

1 Blitz

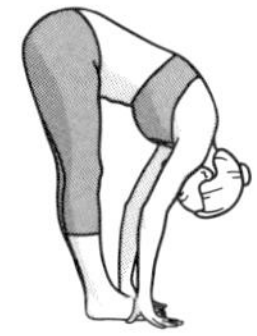

2 Stehende Vorbeuge

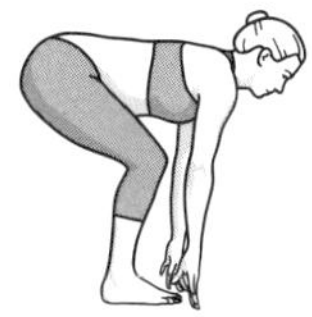

3 Gerader Rücken

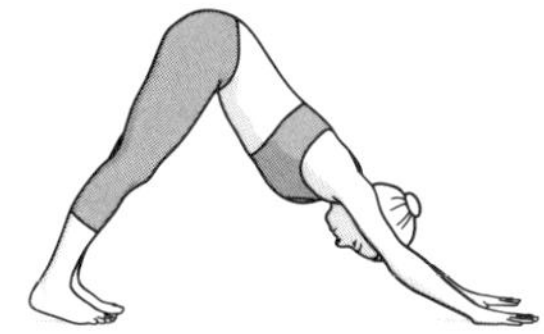

4 Herabschauender Hund

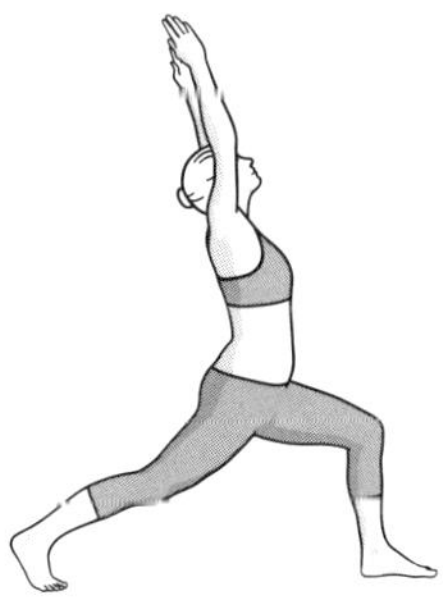

5 Krieger 1 rechts

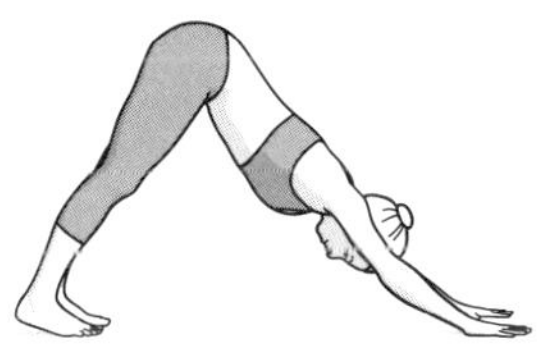

6 Herabschauender Hund

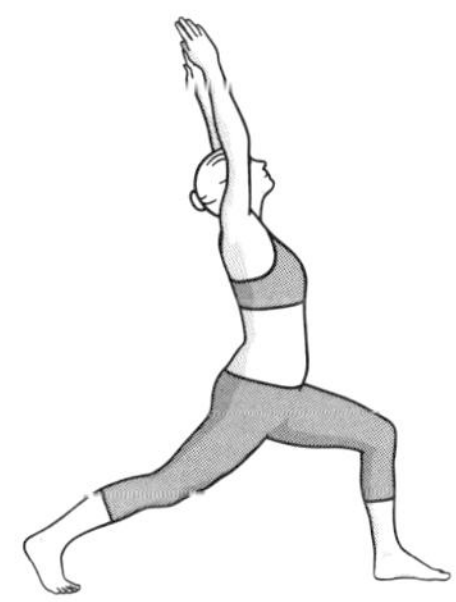

7 Krieger 1 links

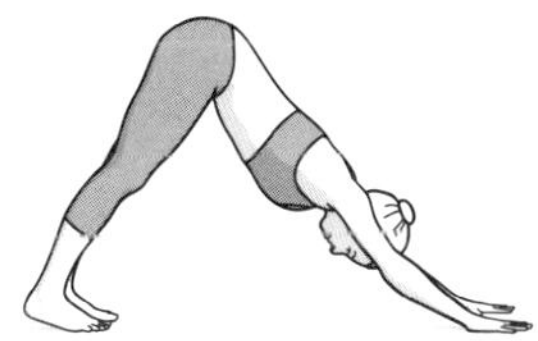

8 Herabschauender Hund

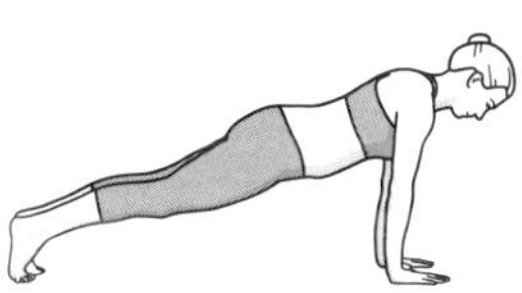

9 Hohe Planke

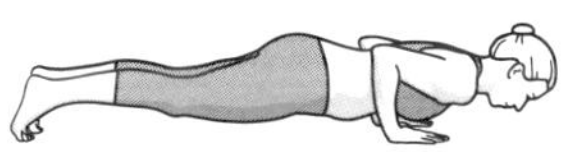

10 Tiefe Planke

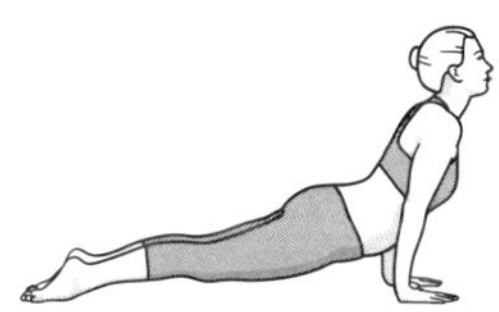

11 Heraufschauender Hund

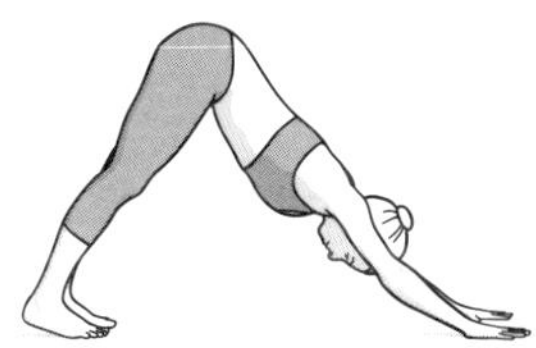

12 Herabschauender Hund

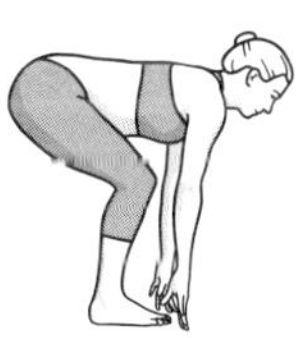

13 Gerader Rücken

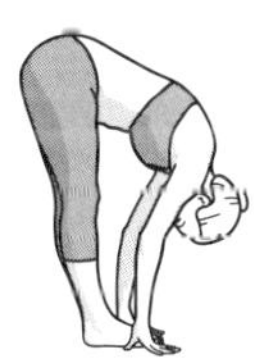

14 Stehende Vorbeuge

23 Beweglichkeitsflow für die Wirbelsäule

Ausgangsposition: Vorbeuge
Trainingsdauer: 10 Minuten

1 2 3

	Übungen	Atemzüge	Seite
1	Gerader Rücken	einatmen	130
2	Sprinter	ausatmen	122
3	Gedrehter Winkel	einatmen	128
4	Pyramide	ausatmen	121
5	Sprinter	einatmen	122
6	Herabschauender Hund	ausatmen	131
7	Hohe Planke	einatmen	132
8	Tiefe Planke	ausatmen	132
9	Kobra oder heraufschauender Hund	einatmen	137 oder 132
10	Herabschauender Hund	ausatmen	131
11	Gerader Rücken	einatmen	130
12	Stehende Vorbeuge	ausatmen	130
13	Blitz	einatmen	124
14	Stehende Vorbeuge	ausatmen	130

Wirkung

Workout 23 ist ein toller Flow, der den klassischen Sonnengruß um die Haltungen Blitz, gedrehter Winkel und Pyramide ergänzt. Je nach Level und Kraft können Sie zwischen Kobra (Intensität 1) und heraufschauendem Hund (Intensität 2) entscheiden.

Ablauf

Wiederholen Sie den gesamten Bewegungs-Flow zuerst auf der einen Seite, anschließend auf der anderen Seite, sodass Sie die Übungen 2 bis 5 auf beiden Seiten immer gleich oft ausführen. Insgesamt machen Sie zehn Wiederholungen. Sie können Workout 21 auf Seite 54–55 und Workout 22 auf Seite 56–57 auch gern zum Aufwärmen vorweg ausführen. In diesem Fall empfehle ich Ihnen je Workout mindestens zwei Wiederholungen.

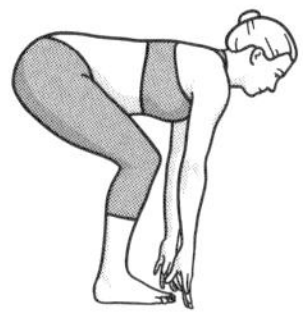
1 Gerader Rücken

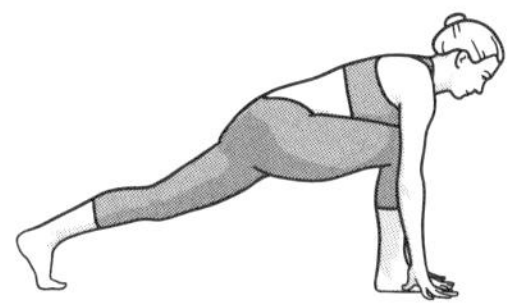
2 Sprinter

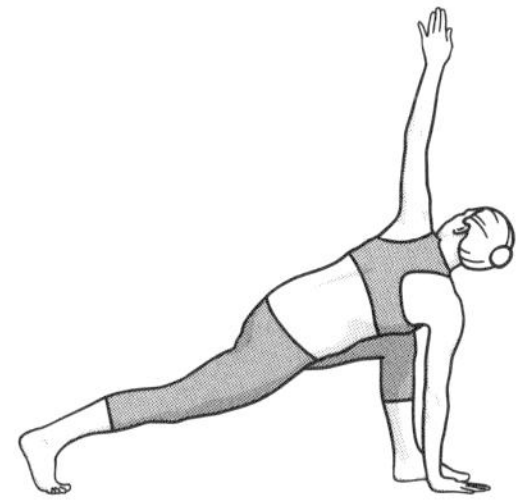
3 Gedrehter Winkel

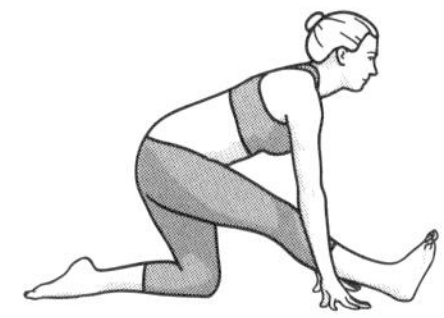
4 Pyramide

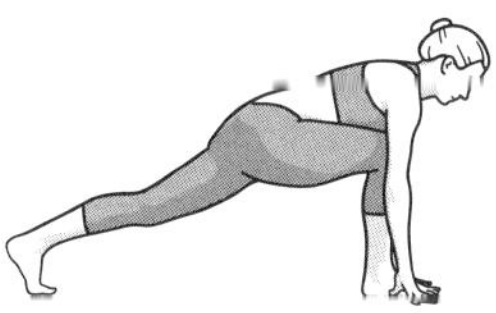
5 Sprinter

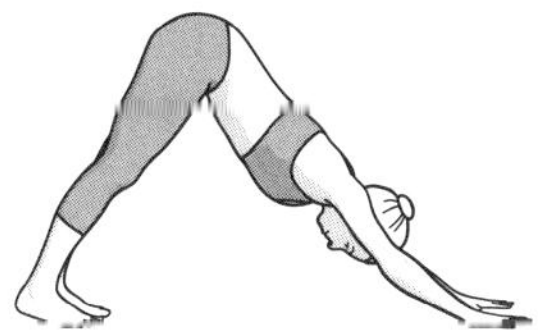
6 Herabschauender Hund

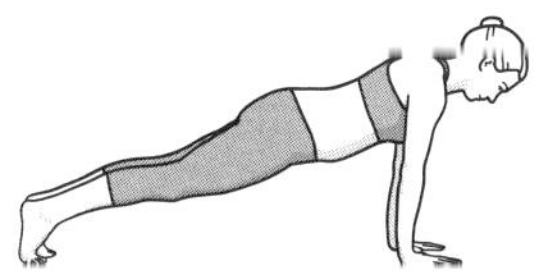
7 Hohe Planke

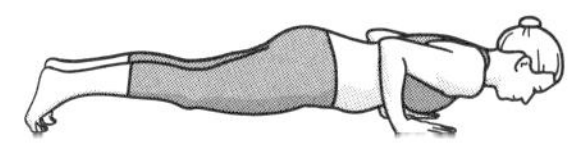
8 Tiefe Planke

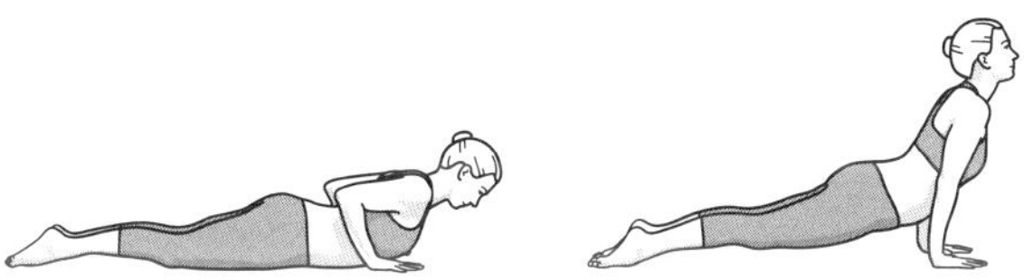
9 Kobra oder heraufschauender Hund

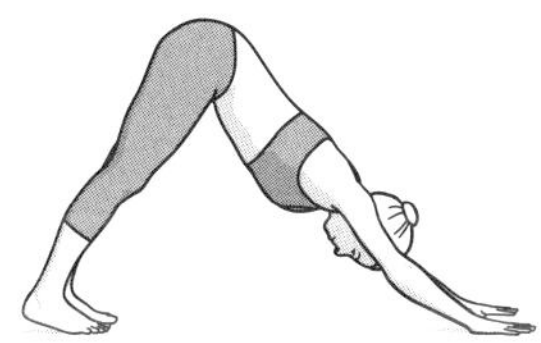
10 Herabschauender Hund

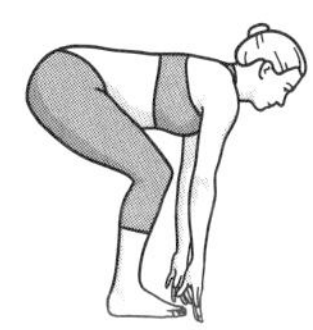
11 Gerader Rücken

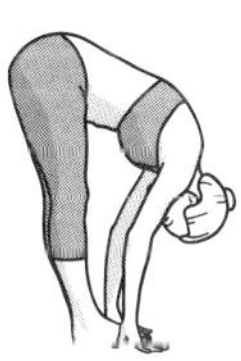
12 Stehende Vorbeuge

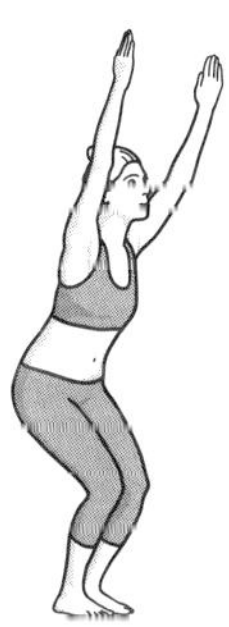
13 Blitz

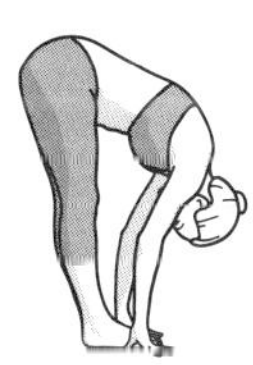
14 Stehende Vorbeuge

24 Beweglichkeitsflow für Schultern und Oberkörper

1 2 3

Ausgangsposition: Schneidersitz
Trainingsdauer: 10 Minuten

	Übungen	Atemzüge	Seite
1	Wirbelsäulenmobilisation strecken	einatmen	116
2	Wirbelsäulenmobilisation beugen	ausatmen	116
3	Arme heben	einatmen	116
4	Seitneige rechts	ausatmen	116
5	Arme heben	einatmen	116
6	Seitneige links	ausatmen	116
7	Arme heben	einatmen	116
8	Kuhgesicht rechts	ausatmen	118
9	Arme heben	einatmen	116
10	Kuhgesicht links	ausatmen	118
11	Arme heben	einatmen	116
12	Schneidersitz	ausatmen	10

Wirkung

Mit jeder Wiederholung des Flows werden die Schultern weicher und der Nacken entspannter. Durch die sanften, fließenden Bewegungen lockert die Übungsfolge Verspannungen und bringt Mobilität in die oberen Bereiche der Wirbelsäule.

Ablauf

Achten Sie in diesem Flow darauf, dass Sie beide Seiten immer direkt hintereinander üben. Wiederholen Sie den gesamten Flow bis zu zehnmal. Als Alternative zum Sitzen kann dieser Flow auch im aufrechten Stand ausgeführt werden.

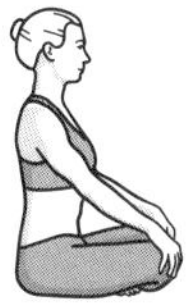

1 Wirbelsäulen-mobilisation strecken

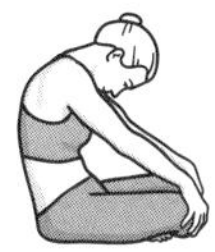

2 Wirbelsäulen-mobilisation beugen

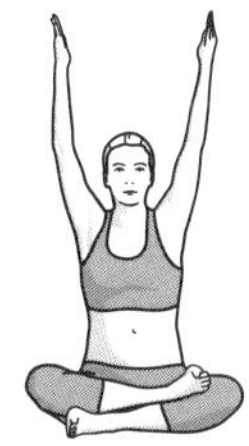

3 Arme heben

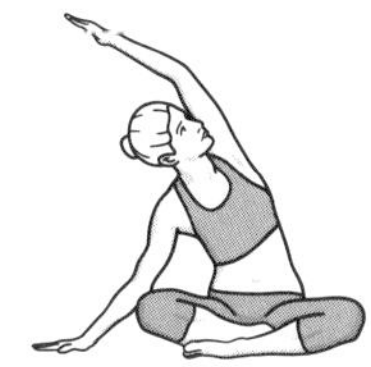

4 Seitneige rechts

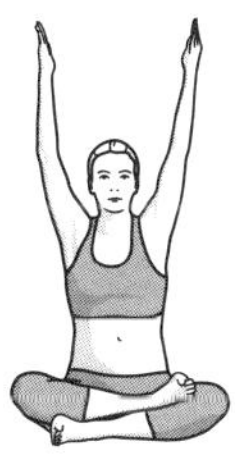

5 Arme heben

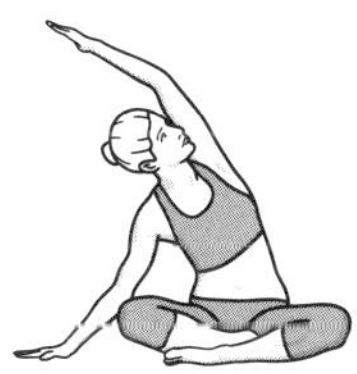

6 Seitneige links

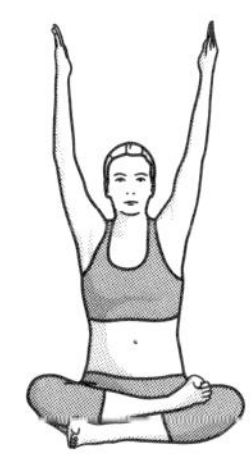

7 Arme heben

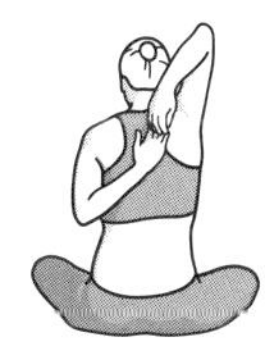

8 Kuhgesicht rechts

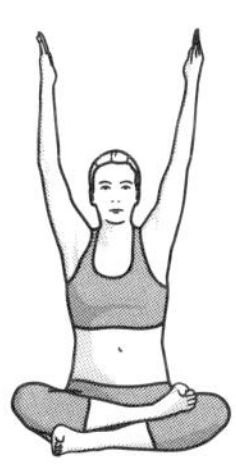

9 Arme heben

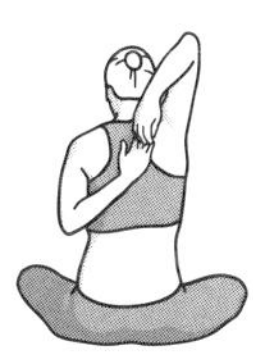

10 Kuhgesicht links

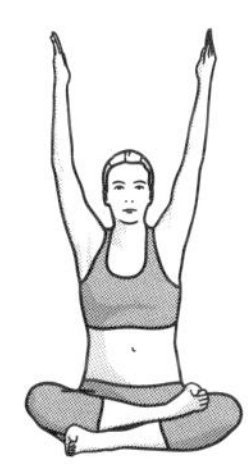

11 Arme heben

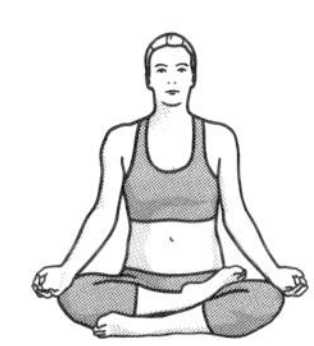

12 Schneidersitz

25 Beweglichkeitsflow für Hüften und Beine

Ausgangsposition: herabschauender Hund
Trainingsdauer: 15 Minuten

1 **2** 3

	Übungen	Atemzüge	Seite
1	Dreibeiniger Hund	einatmen	131
2	Sprinter	ausatmen	122
3	Krieger 1	einatmen	126
4	Krieger 2	ausatmen	126
5	Krieger zur Sonne	einatmen	126
6	Gestreckter Winkel	ausatmen	128
7	Dreieck	einatmen	127
8	Sprinter	ausatmen	122
9	Dreibeiniger Hund	einatmen	131
10	Taube	ausatmen	137
11	Dreibeiniger Hund	einatmen	131
12	Herabschauender Hund	ausatmen	131

Wirkung

Sicherlich brauchen Sie ein paar Durchgänge, bis alle Bewegungen in Fleisch und Blut übergegangen sind. Sobald Sie alles verinnerlicht haben, wird sich dieser Flow von Kopf bis Fuß gut anfühlen.

Ablauf

Der Flow ist bilateral aufgebaut. Wenn Sie nach einem Durchgang wieder im herabschauenden Hund angekommen sind, wiederholen Sie die Übungen 1 bis 12 mit der anderen Seite. Ich empfehle Ihnen sechs bis zehn Durchgänge. Da die Ausgangs- und Endposition im herabschauenden Hund ist, können Sie diesen Flow ganz einfach mit den Workouts 21, 22 und 23 auf den Seiten 54 bis 59 verbinden und kombinieren.

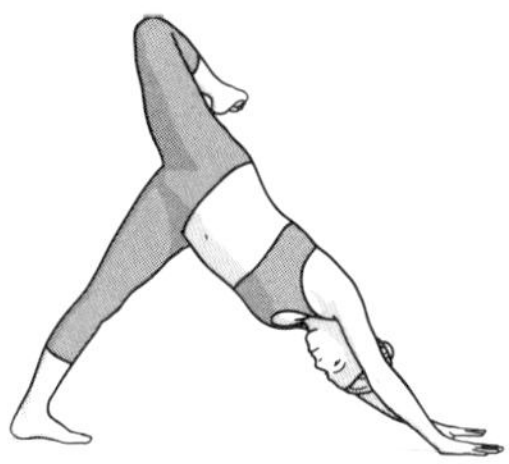

1 Dreibeiniger Hund

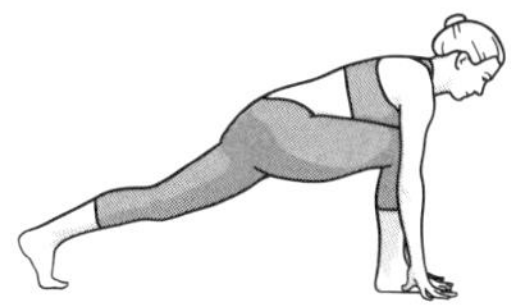

2 Sprinter

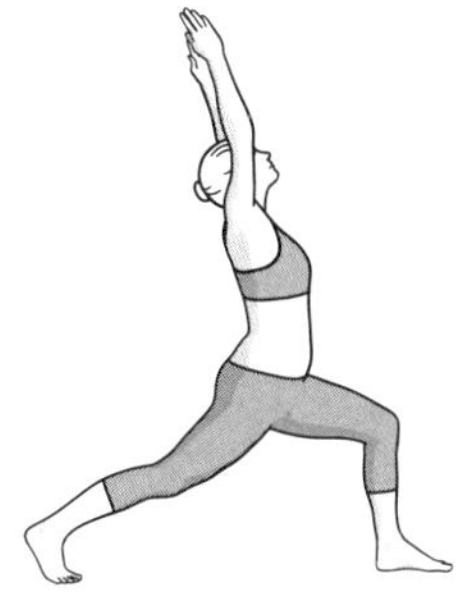

3 Krieger 1

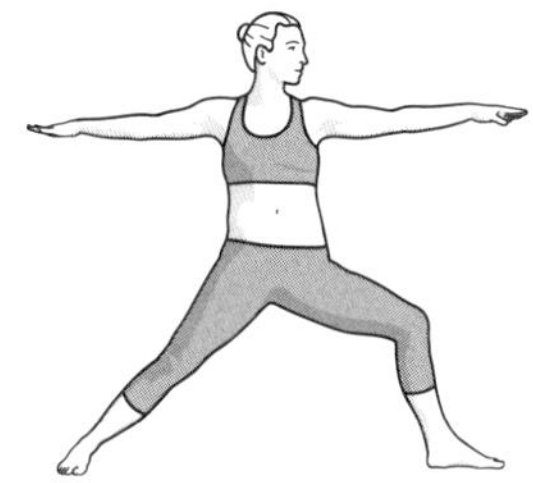

4 Krieger 2

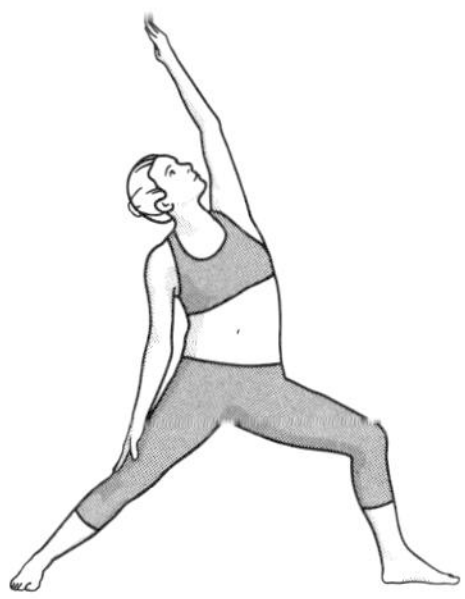

5 Krieger zur Sonne

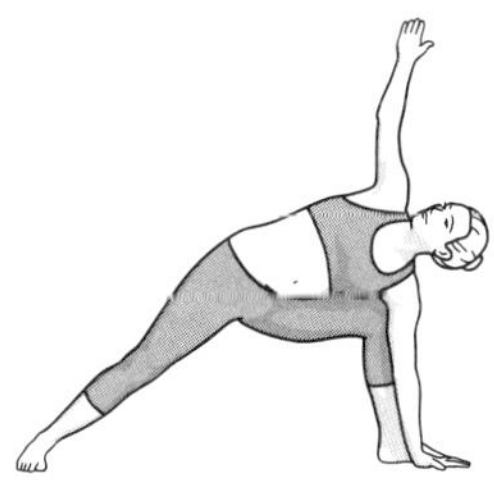

6 Gestreckter Winkel

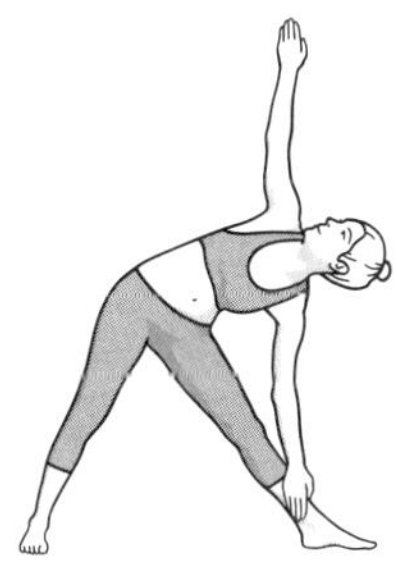

7 Dreieck

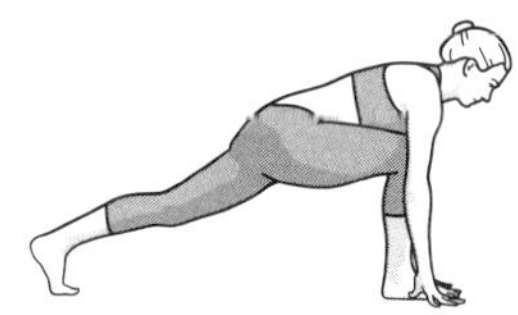

8 Sprinter

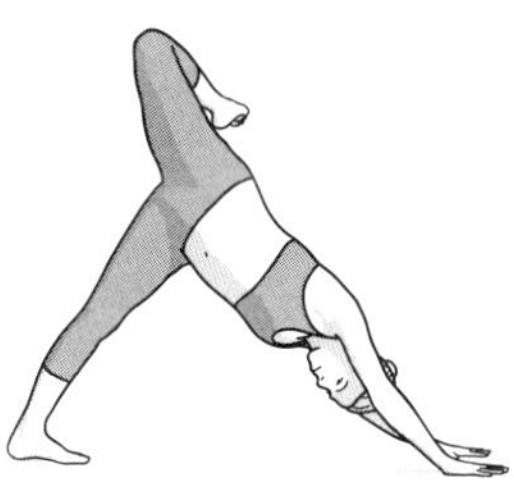

9 Dreibeiniger Hund

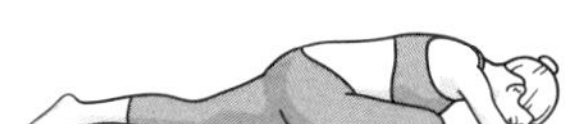

10 Taube

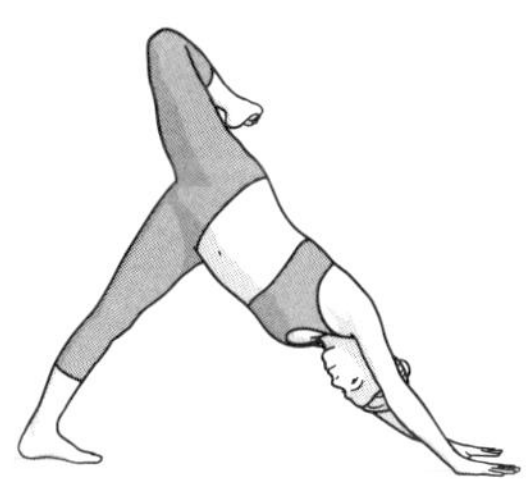

11 Dreibeiniger Hund

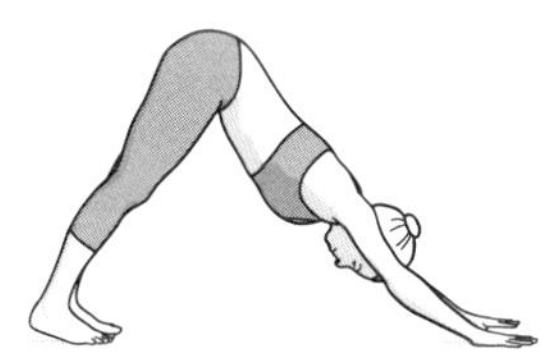

12 Herabschauender Hund

26 Workout für einen schmerzfreien Rücken

Trainingsdauer: 35 Minuten

1 2 3

	Übungen	Atemzüge	Seiten-wechsel	Ruhehaltung für 5 Atemzüge	Sätze	Intensität	Seite
1	Wirbelsäulen-mobilisation	10 dynamisch		Schneidersitz	2	1	116
2	Drehsitz	5 halten	x	Schneidersitz	2	1	117
3	Schwingender Schneidersitz	10 dynamisch		Schneidersitz	2	1	116
4	Baum	10 halten	x	Aufrechter Stand	1	1	124
5	Gerader Rücken	10 dynamisch		Vorbeuge	2	2	130
6	Kobra	10 dynamisch		Bauchlage	2	2	137
7	Elefant durchs Nadelöhr liegend	10 halten	x	Rückenlage	1		136
8	Knie liegend heranziehen	10 halten		Rückenlage	1	1	135

Wirkung

Fließende, dynamische Bewegungen lockern die verspannten Rückenpartien wieder auf. Zwischen den fließenden Übungen sind statische Haltungen eingebaut, die sanft die Bereiche dehnen, die zu Verkürzungen neigen.

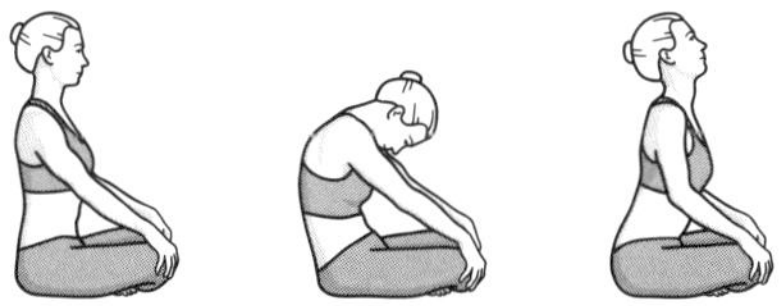

1 Wirbelsäulenmobilisation

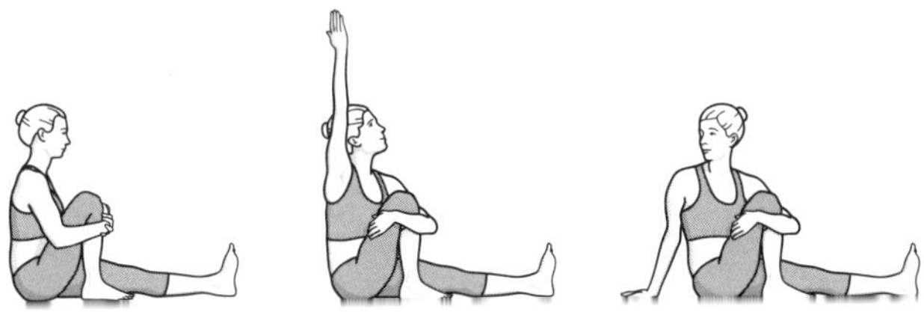

2 Drehsitz

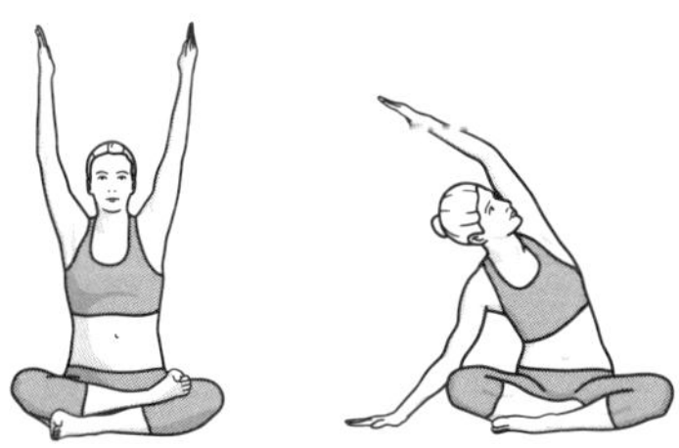

3 Schwingender Schneidersitz

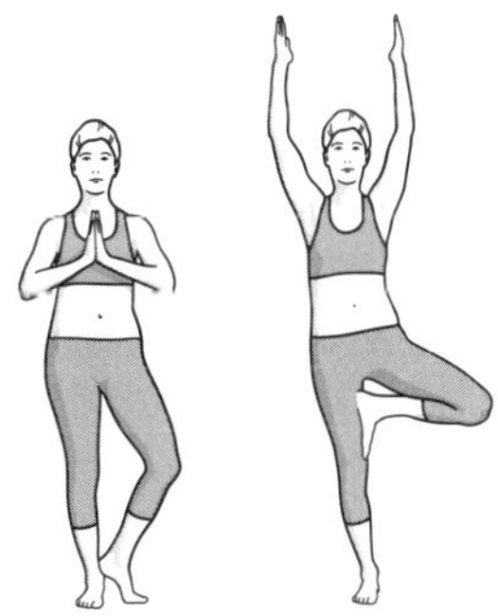

4 Baum

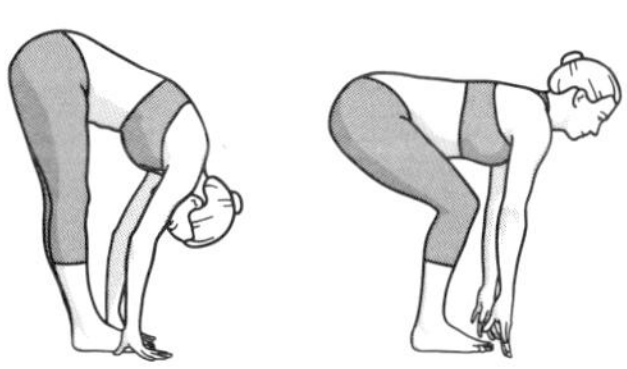

5 Gerader Rücken

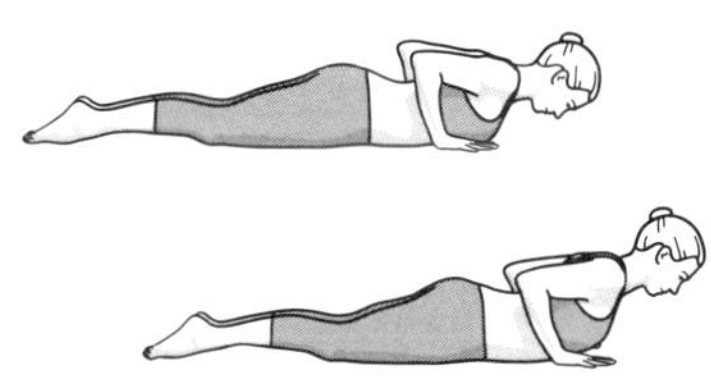

6 Kobra

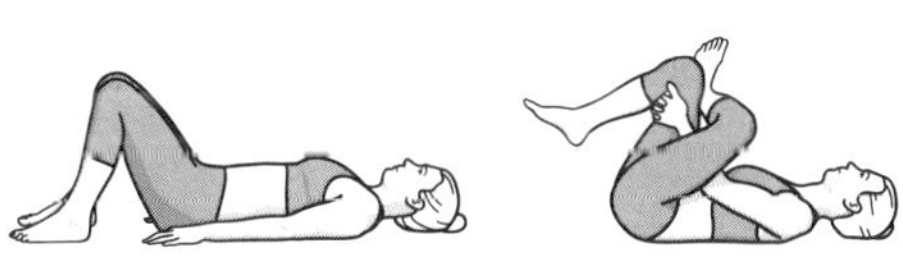

7 Elefant durchs Nadelöhr liegend

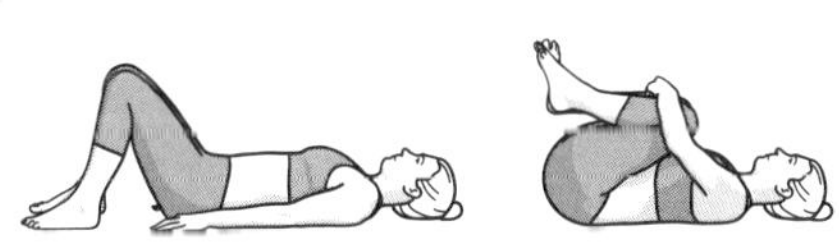

8 Knie liegend heranziehen

27 Workout gegen Kopfschmerzen

Trainingsdauer: 35 Minuten

1 **2** 3

	Übungen	Atemzüge	Seitenwechsel	Ruhehaltung für 5 Atemzüge	Sätze	Intensität	Seite
1	Kreisatmung	10 dynamisch		Aufrechter Stand	2	1	123
2	Berg	5 halten		Aufrechter Stand	2	1	123
3	Herabschauender Hund	10 halten		Kindposition	2	2	131
4	Elefant durchs Nadelöhr aus dem Vierfüßlerstand	10 dynamisch	x	Kindposition	2	1	120
5	Kamel	5 halten		Kindposition	3	2	123
6	Fisch	10 halten		Rückenlage	2	1	135
7	Knie liegend heranziehen	10 halten		Rückenlage	1	1	135

Wirkung

Diese Haltungen helfen beim Loslassen und Abkühlen. Wenn Sie Übung 5 weglassen, kann dieses Programm auch als Einsteiger problemlos absolviert werden.

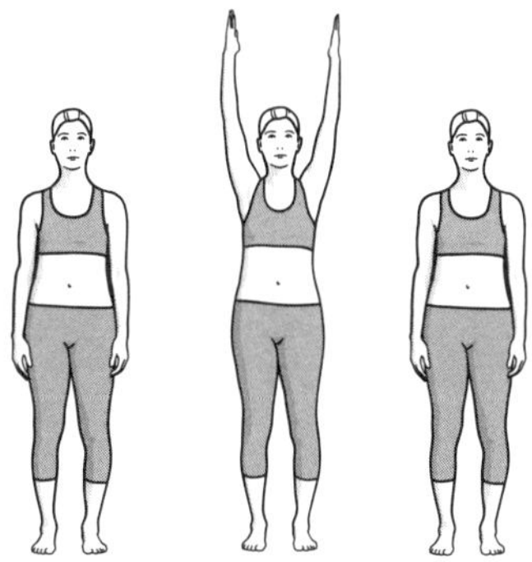

1 Kreisatmung

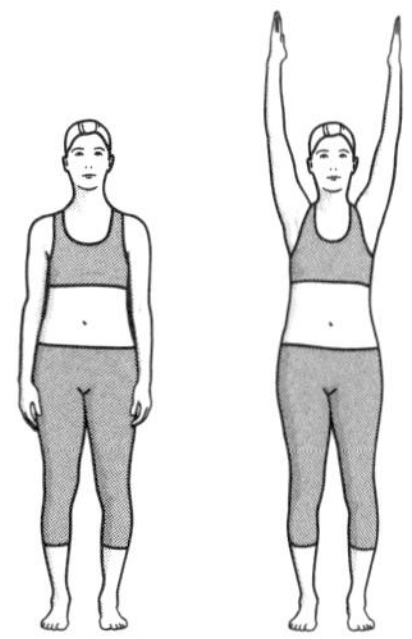

2 Berg

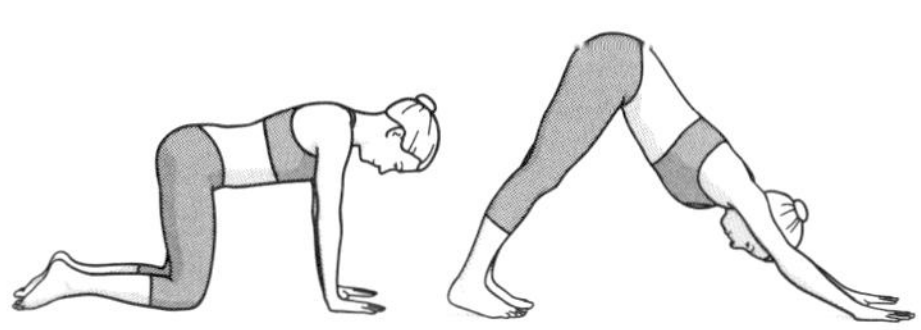

3 Herabschauender Hund

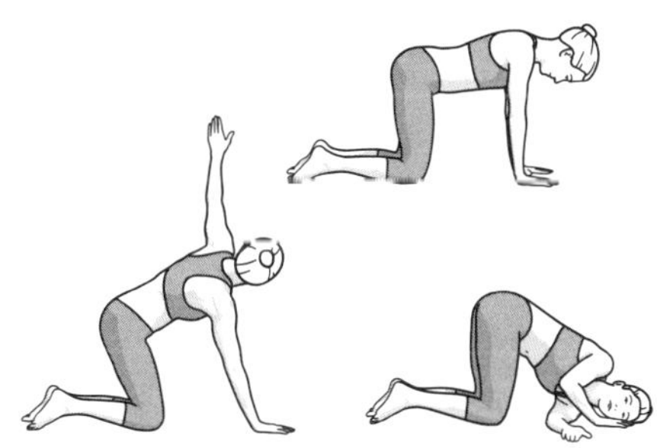

4 Elefant durchs Nadelöhr aus dem Vierfüßlerstand

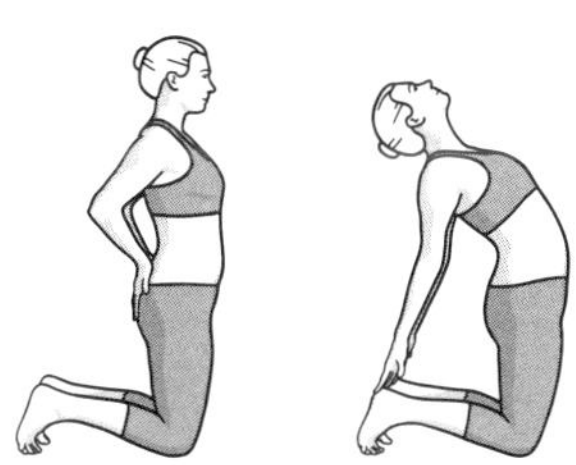

5 Kamel

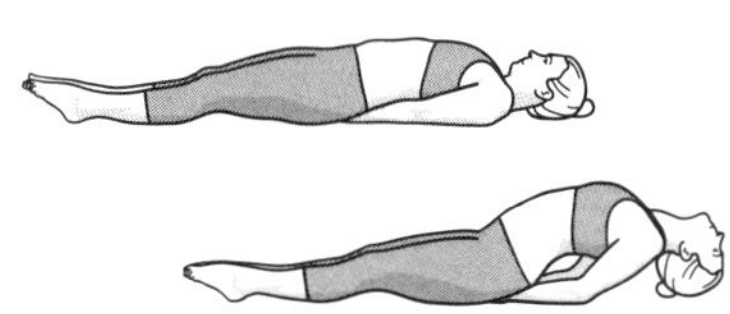

6 Fisch

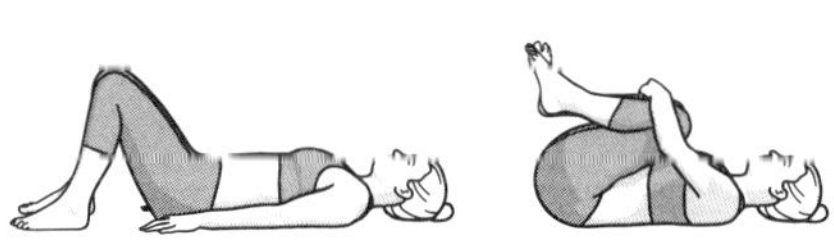

7 Knie liegend heranziehen

28 Detoxworkout

Trainingsdauer: 20 Minuten

1 **2** 3

	Übungen	Atemzüge	Seiten-wechsel	Ruhehaltung für 5 Atemzüge	Sätze	Intensität	Seite
1	Kreisatmung	10 dynamisch		Aufrechter Stand	2	1	123
2	Stehende Grätsche	10 halten		Aufrechter Stand	2	1	129
3	Delfin	5 halten		Kindposition	3	2	133
4	Gedrehtes Dreieck	10 halten	x	Aufrechter Stand	2	2	128
5	Pflug	10 halten		Rückenlage	1	2	136
6	Fisch	10 halten		Rückenlage	1	1	135

Wirkung

Umkehrhaltungen entgiften und aktivieren den Stoffwechsel. Daher zeigt in diesem Workout der Beckenbereich in fast allen Haltungen nach oben und der Kopf nach unten. Haltungen wie der Fisch und das gedrehte Dreieck massieren den Magen-Darm-Bereich und die Ausscheidungsorgane.

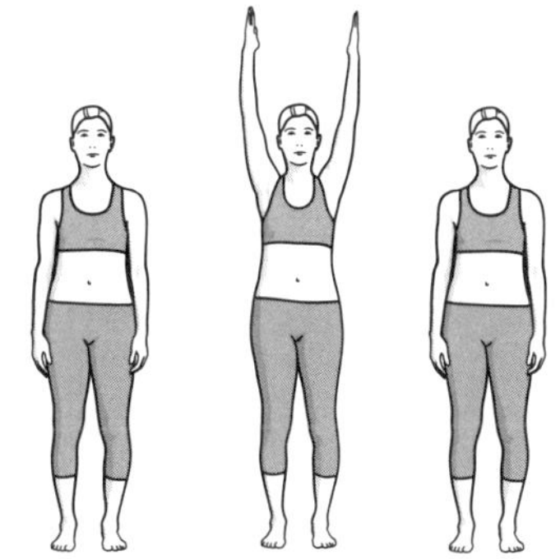

1 Kreisatmung

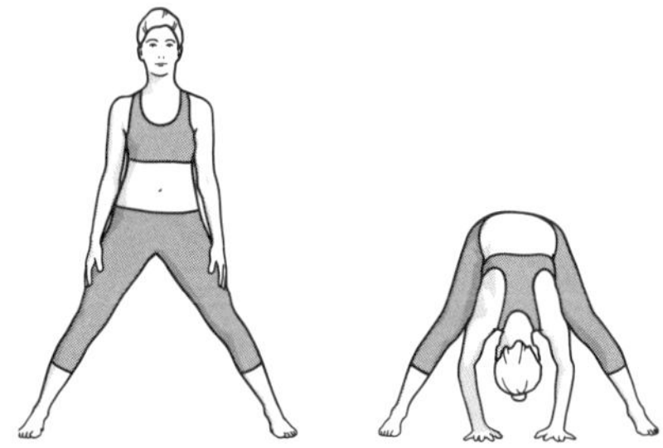

2 Stehende Grätsche

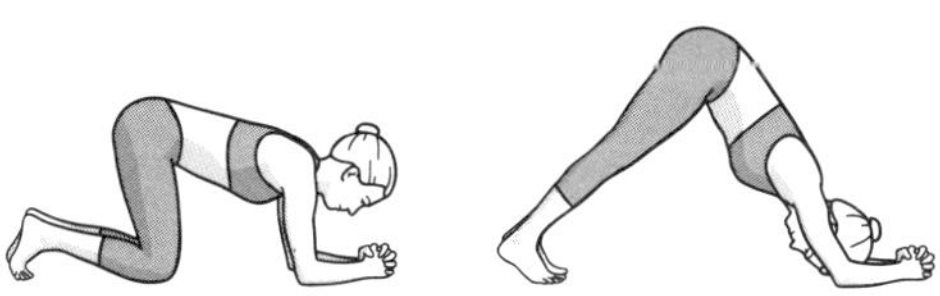

3 Delfin

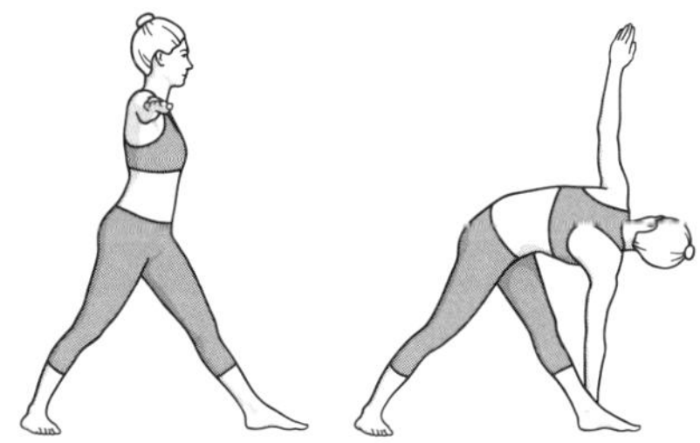

4 Gedrehtes Dreieck

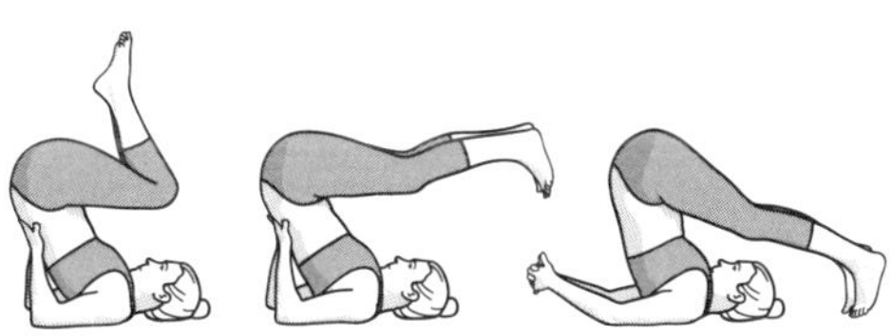

5 Pflug

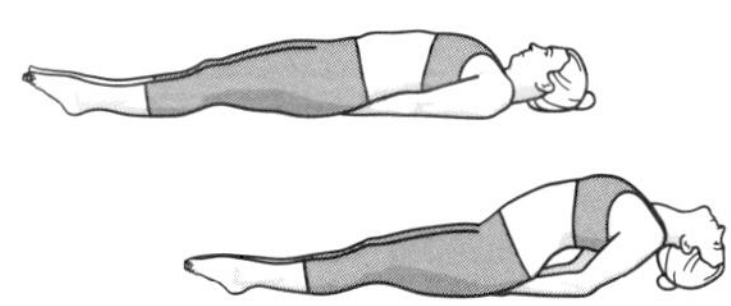

6 Fisch

29 Workout zur Verdauungsanregung

Trainingsdauer: 35 Minuten

1 2 3

	Übungen	Atemzüge	Seiten-wechsel	Ruhehaltung für 5 Atemzüge	Sätze	Intensität	Seite
1	Wirbelsäulen-mobilisation	10 dynamisch		Schneidersitz	1	1	116
2	Drehsitz	10 halten	x	Schneidersitz	1	1	117
3	Hocke mit Rotation	10 dynamisch		Vorbeuge	2	2	119
4	Gedrehter Winkel	10 halten	x	Kindposition	2	1	128
5	Dreieck	10 halten	x	Aufrechter Stand	2	2	127
6	Stehende Vorbeuge	10 halten		Aufrechter Stand	2	1	130
7	Pflug	10 halten		Rückenlage	1	2	136
8	Happy Child	10 halten		Rückenlage	1	1	134

Wirkung

Der Schwerpunkt dieses Workouts liegt auf den für den Magen-Darm-Bereich anregenden Rotationen. Durch das gegenläufige Verdrehen von Unter- und Oberkörper werden die inneren Organe und speziell der Magen-Darm-Bereich mit sanftem Druck massiert und aktiviert.

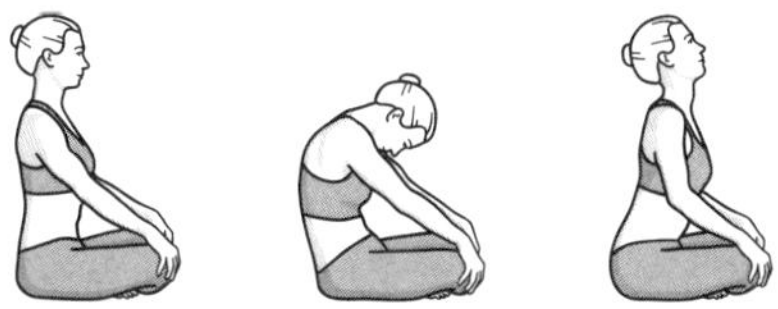

1 Wirbelsäulenmobilisation

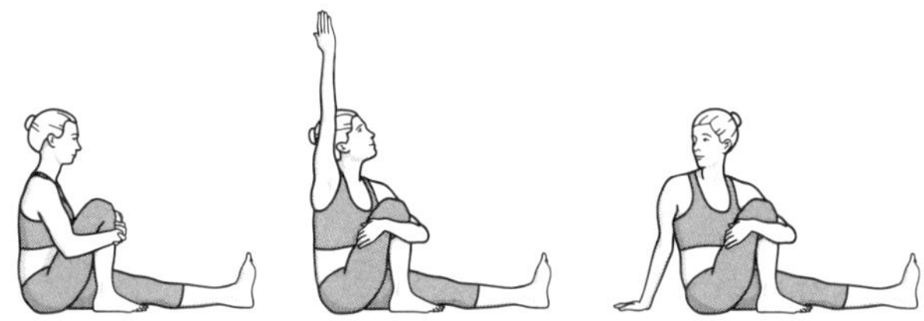

2 Drehsitz

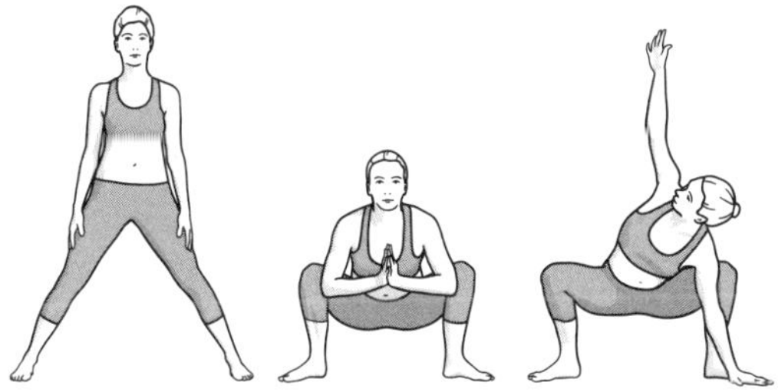

3 Hocke mit Rotation

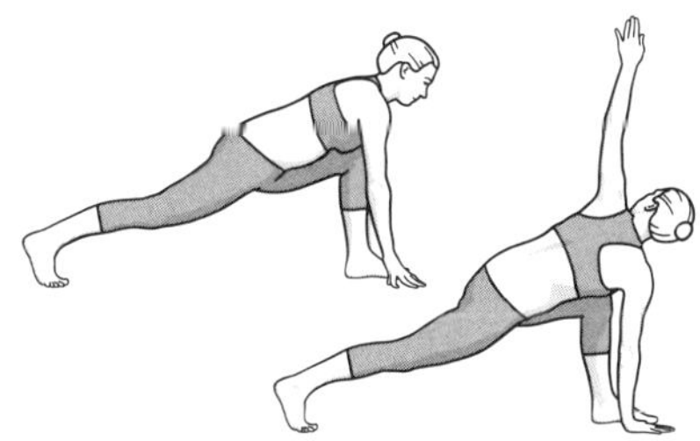

4 Gedrehter Winkel

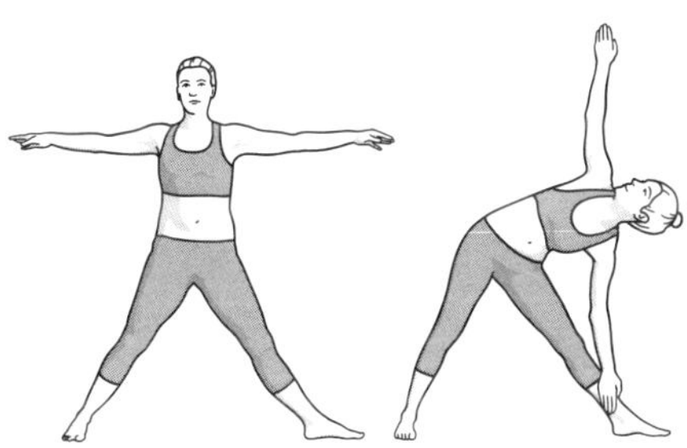

5 Dreieck

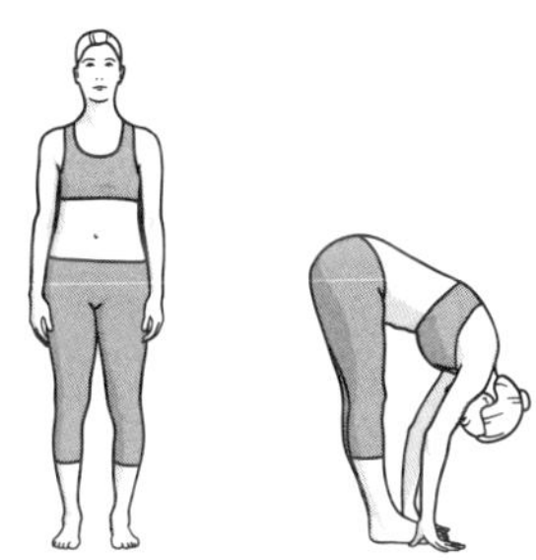

6 Stehende Vorbeuge

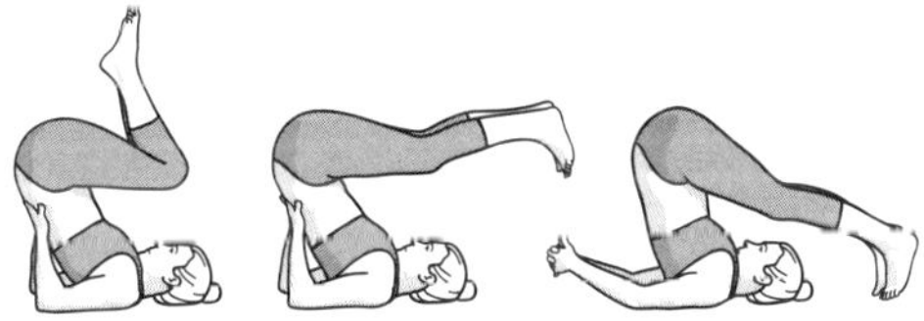

7 Pflug

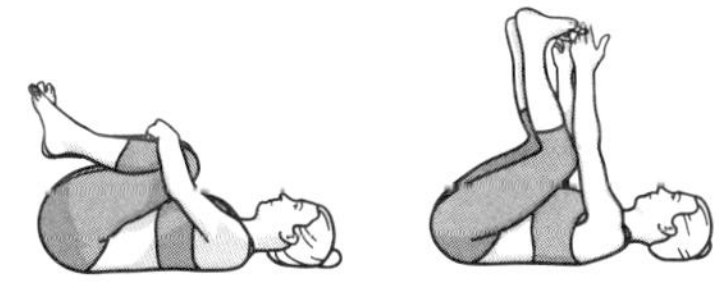

8 Happy Child

30 Entspannungsworkout für Schulter und Nacken

Trainingsdauer: 20 Minuten

1 2 3

	Übungen	Atemzüge	Seitenwechsel	Ruhehaltung für 5 Atemzüge	Sätze	Intensität	Seite
1	Kreisatmung	10 dynamisch		Aufrechter Stand	1	1	123
2	Stehende Grätsche	5 halten	x	Schneidersitz	2	1	129
3	Schildkröte	10 halten		Schneidersitz	2	1	118
4	Kuhgesicht	10 halten	x	Schneidersitz	2	1	118
5	Stehende Vorbeuge	10 halten		Aufrechter Stand	2	1	130
6	Elefant durchs Nadelöhr aus dem Vierfüßlerstand	10 halten	x	Kindposition	1	1	120

Wirkung

In diesem Workout lassen Sie in einigen Übungen im wahrsten Sinn des Wortes den Kopf hängen. Das ist durchweg positiv gemeint, denn durch das Nach-unten-Hängen werden die Halswirbelsäule und die Schulter-Nacken-Muskulatur vollkommen spannungsfrei. Zusätzlich sorgen Übungen wie die Schildkröte oder die Vorbeuge dafür, dass die hintere Muskelkette an Spannung verliert.

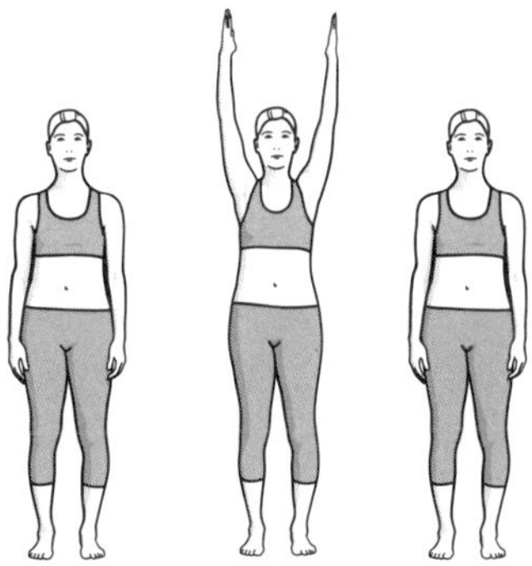

1 Kreisatmung

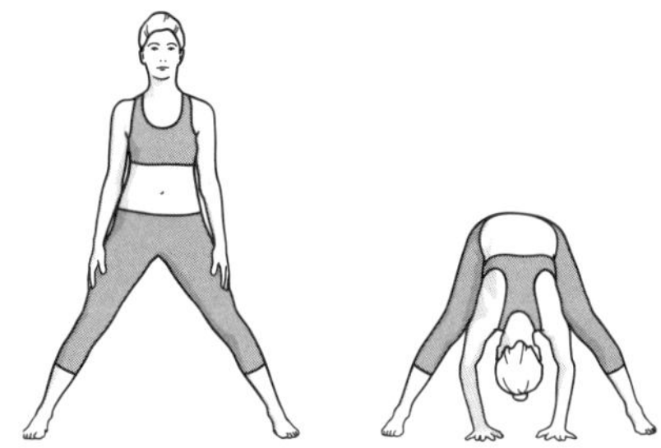

2 Stehende Grätsche

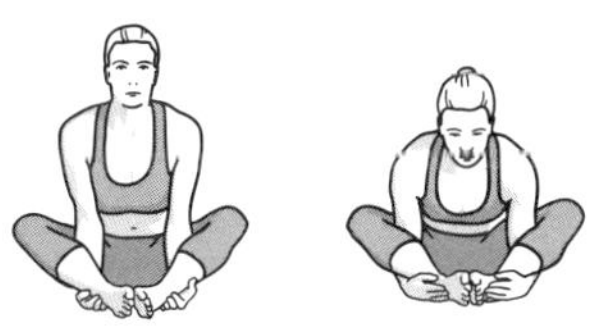

3 Schildkröte

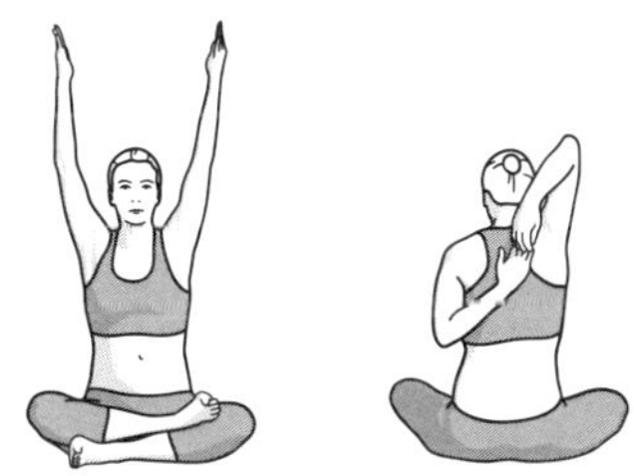

4 Kuhgesicht

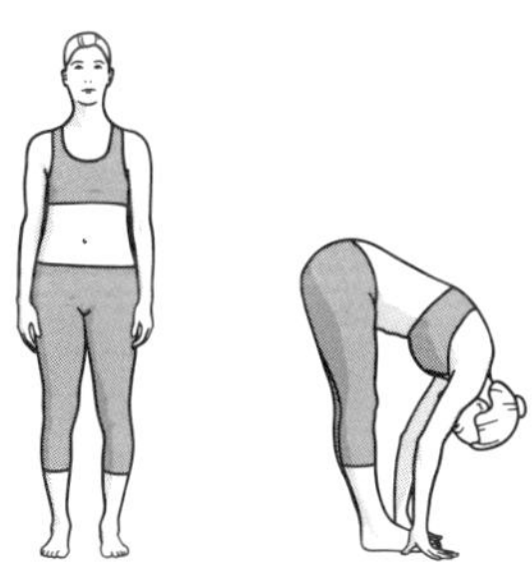

5 Stehende Vorbeuge

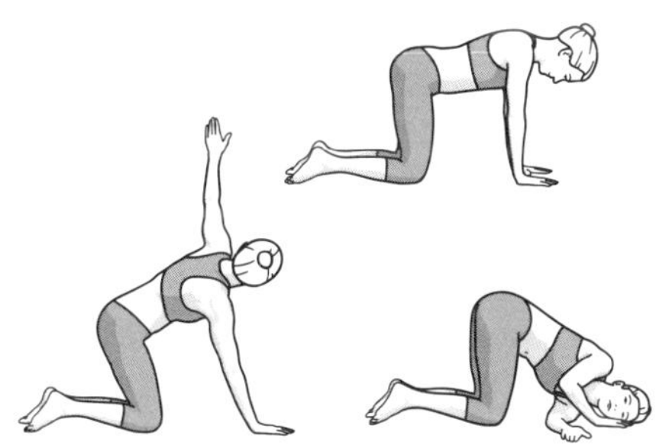

6 Elefant durchs Nadelöhr aus dem Vierfüßlerstand

31 Aktivierendes Guten-Morgen-Programm

Trainingsdauer: 20 Minuten

1 2 3

	Übungen	Atemzüge	Seiten-wechsel	Ruhehaltung für 5 Atemzüge	Sätze	Intensität	Seite
1	Kreisatmung	10 dynamisch		Aufrechter Stand	5	1	123
2	Stehende Grätsche	10 halten		Vorbeuge	2	1	129
3	Herabschauender Hund	5 halten		Kindposition	2	2	131
4	Dreibeiniger Hund	5 halten		Kindposition	2	2	131
5	Krieger 1	10 halten	x	Aufrechter Stand	1	1	126
6	Tisch	10 halten	x	Schneidersitz	1	2	133
7	Drehsitz	5 halten	x	Schneidersitz	2	1	117
8	Pflug	10 halten		Rückenlage	1	2	136

Wirkung

Dieses Programm weckt Körper und Geist auf und bereitet Sie optimal auf den Tag vor. Gleich zu Beginn absolvieren Sie fünf Sätze der Kreisatmung, um in Schwung zu kommen und die Muskeln, Sehnen und Bänder, aber auch die inneren Organe zu strecken und zu dehnen.

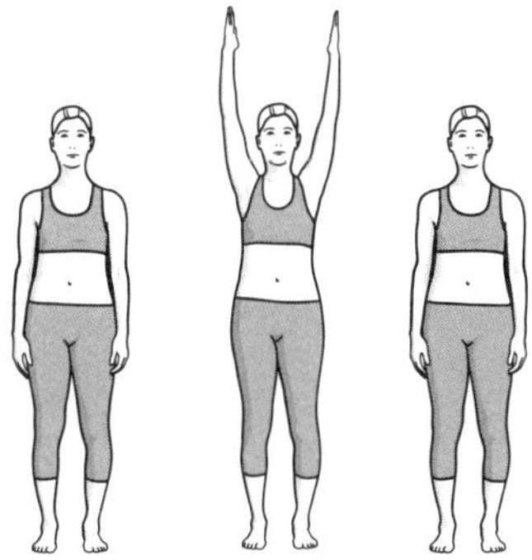

1 Kreisatmung

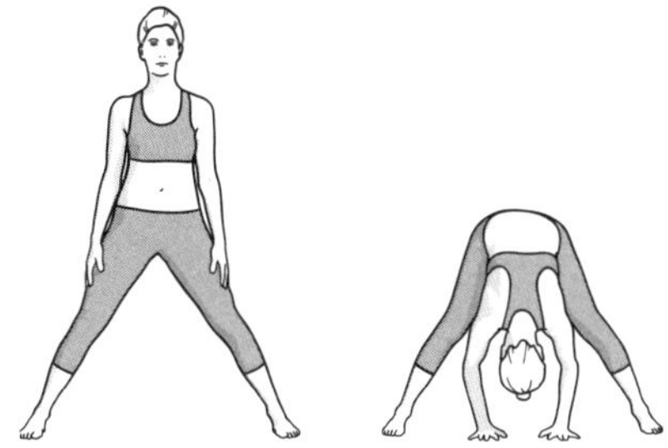

2 Stehende Grätsche

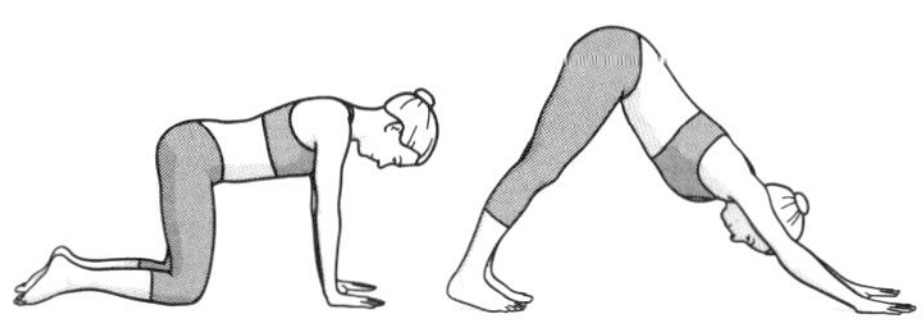

3 Herabschauender Hund

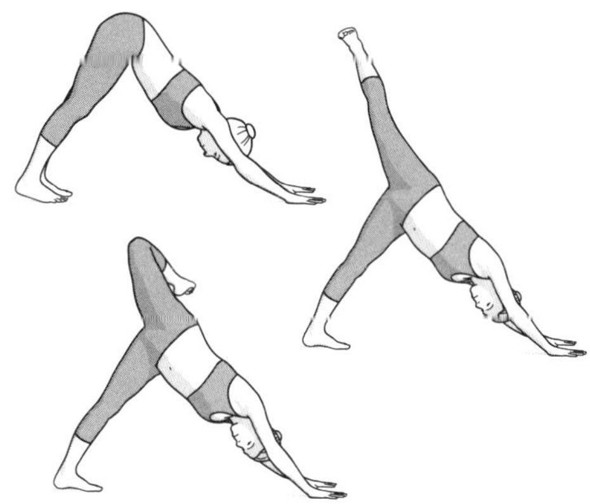

4 Dreibeiniger Hund

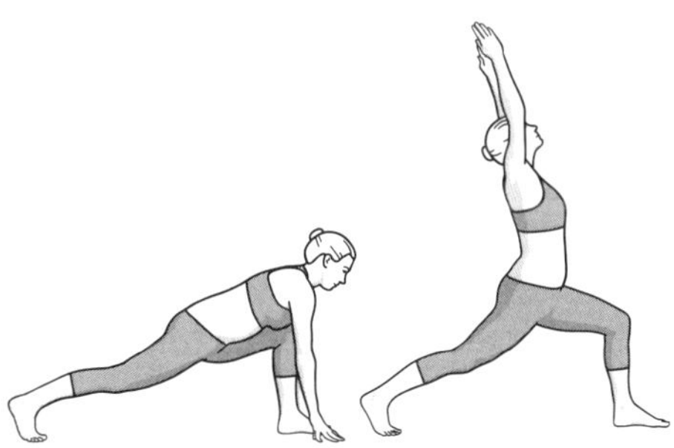

5 Krieger 1

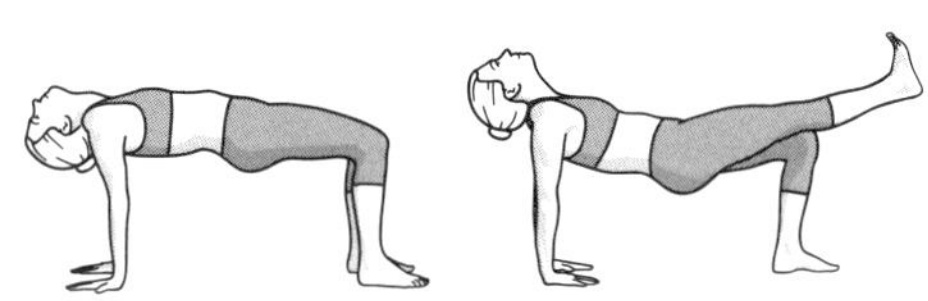

6 Tisch

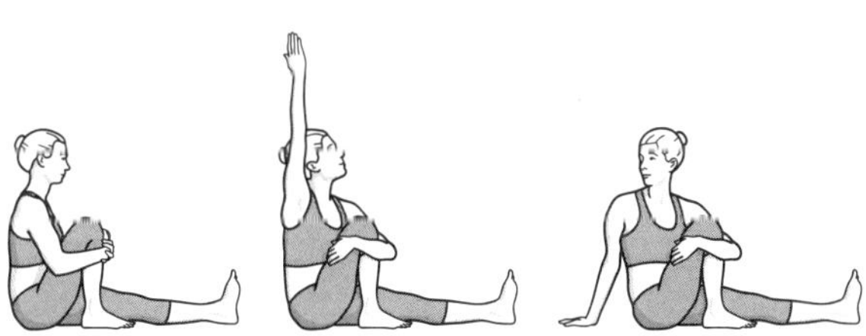

7 Drehsitz

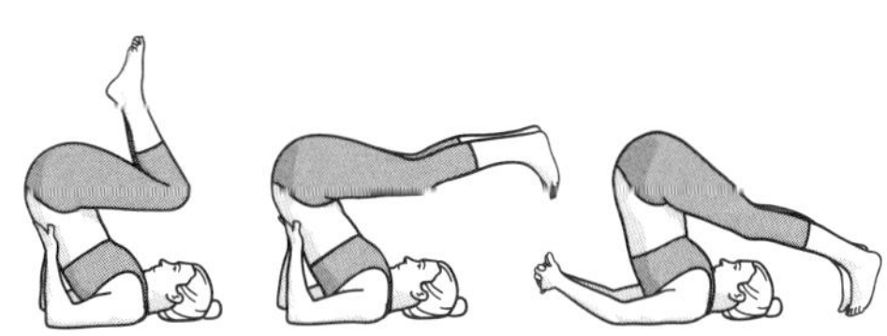

8 Pflug

32 Entspannendes Feierabendprogramm

Trainingsdauer: 20 Minuten

1 2 3

	Übungen	Atemzüge	Seiten-wechsel	Ruhehaltung für 5 Atemzüge	Sätze	Intensität	Seite
1	Gerader Rücken	5 dynamisch		Vorbeuge	3	1	130
2	Hocke	10 halten		Vorbeuge	1	2	119
3	Kleiner Sprinter	5 halten	x	Kindposition	2	1	121
4	Pyramide	5 halten	x	Kindposition	2	1	121
5	Dynamischer Sprinter	10 dynamisch	x	Kindposition	2	1	122
6	Taube	10 halten	x	Kindposition	1	2	137
7	Fisch	10 halten		Rückenlage	1	1	135

Wirkung

Nach einem anstrengenden Arbeitstag dehnt und streckt dieses Programm wieder alle Muskeln, die unter dem langen Sitzen gelitten haben. Sanfte hüftmobilisierende Übungen machen die Hüften wieder beweglich. Das Workout ist mit wenig zeitlichem Aufwand verbunden, sodass es problemlos in die tägliche Routine integriert werden kann.

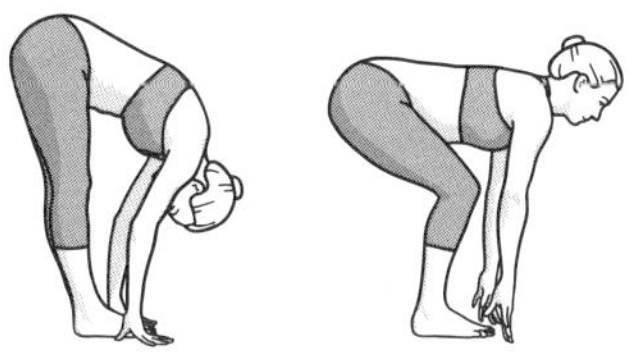

1 Gerader Rücken

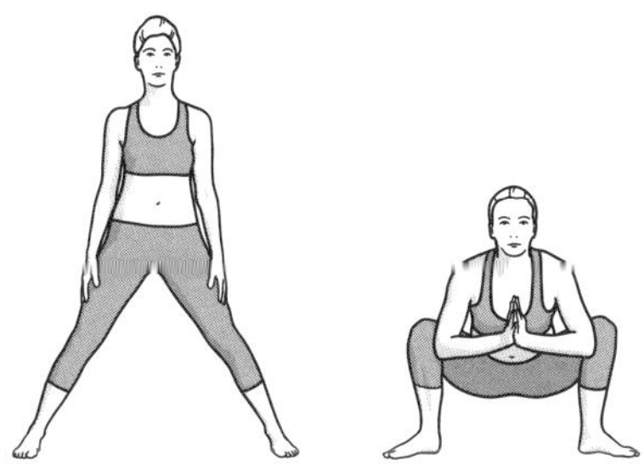

2 Hocke

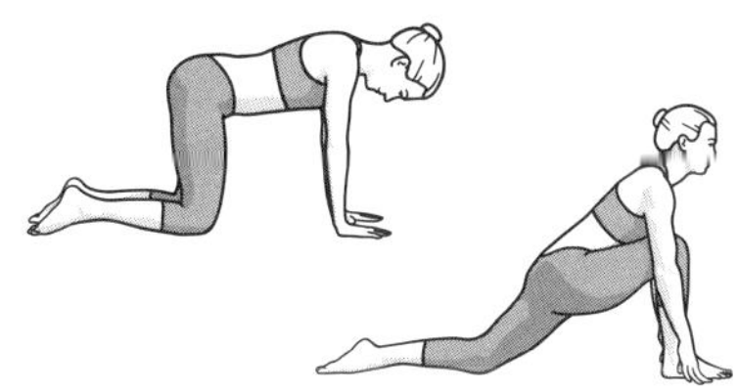

3 Kleiner Sprinter

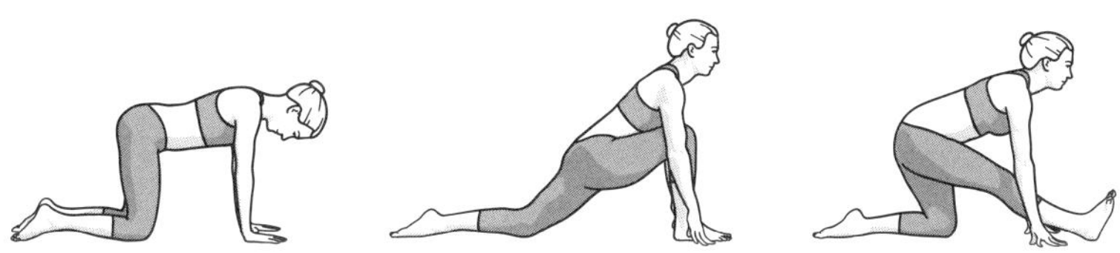

4 Pyramide

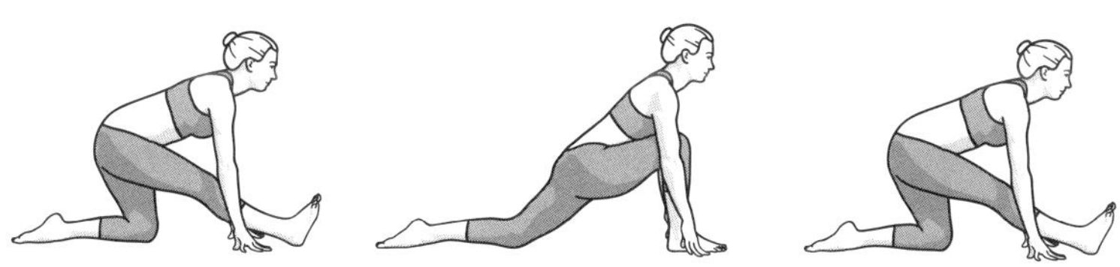

5 Dynamischer Sprinter

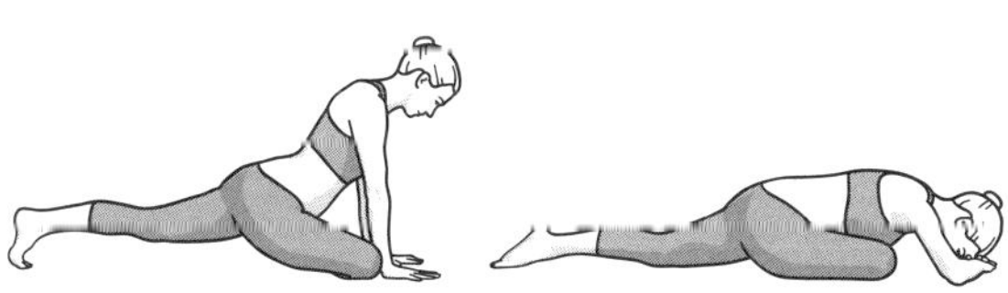

6 Taube

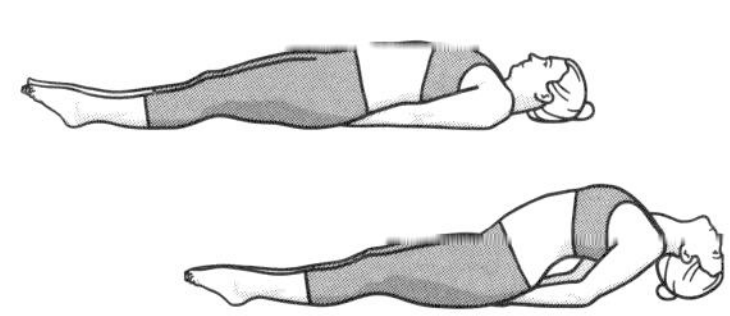

7 Fisch

33 Gute-Nacht-Programm für erholsamen Schlaf

Trainingsdauer: 15 Minuten

1 2 3

	Übungen	Atemzüge	Seitenwechsel	Ruhehaltung für 5 Atemzüge	Sätze	Intensität	Seite
1	Sitzende seitliche Dehnung	10 halten	x	Schneidersitz	1	1	116
2	Sitzende Vorbeuge	10 halten		Schneidersitz	2	1	117
3	Hüftwiegen	10 halten	x	Schneidersitz	2	1	118
4	Elefant durchs Nadelöhr liegend	10 halten	x	Rückenlage	2	1	136
5	Happy Child	10 halten		Rückenlage	1	1	134
6	Knie liegend heranziehen	10 halten		Rückenlage	1	1	135

Wirkung

Vor dem Schlafengehen helfen sitzende Haltungen in der Vorbeuge und liegende Positionen dabei, Erdung zu finden. Gerade im Liegen fällt es leichter, Anspannung loszulassen und sich der Schwerkraft hinzugeben. Der Weg von der Yogamatte ins Bett fällt so viel leichter. Schließen Sie beim Üben gern die Augen, um auch den Sinnen Ruhe und Erholung zu gönnen.

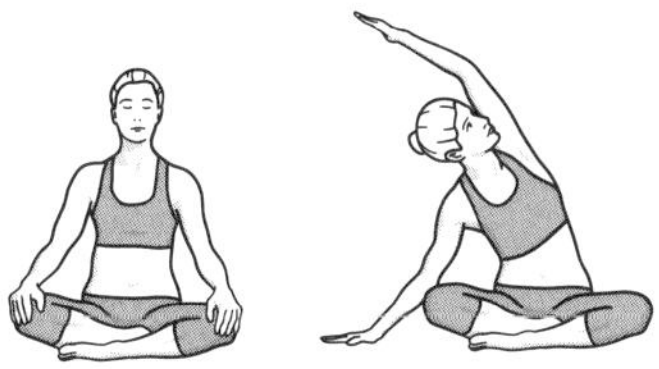

1 Sitzende seitliche Dehnung

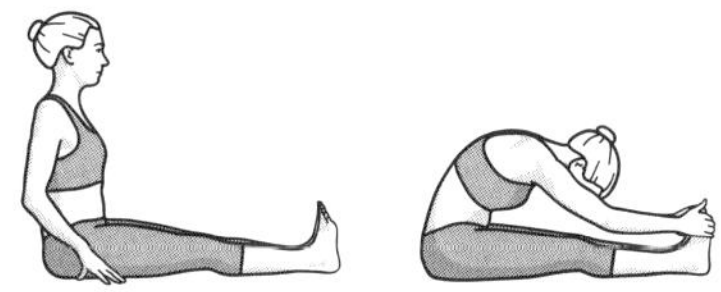

2 Sitzende Vorbeuge

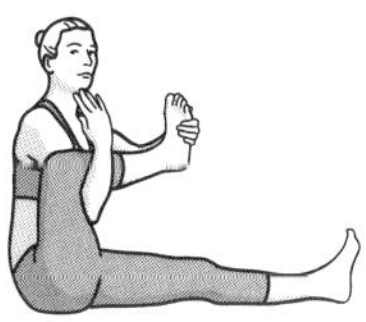

3 Hüftwiegen

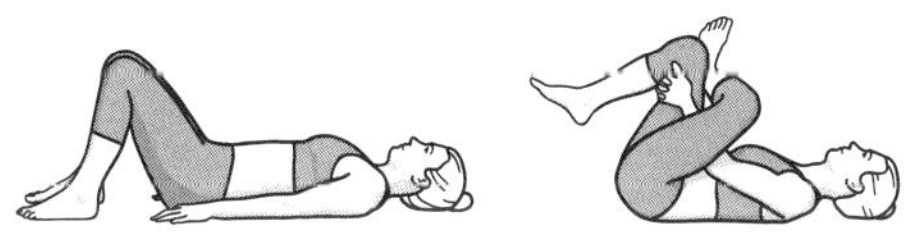

4 Elefant durchs Nadelöhr liegend

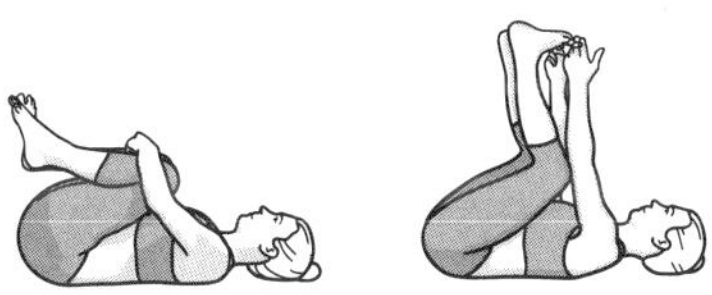

5 Happy Child

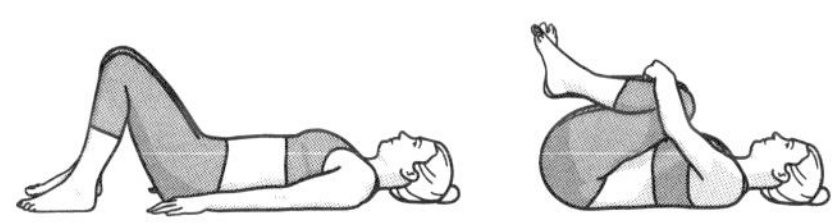

6 Knie liegend heranziehen

34 Mittagspausenprogramm für mehr Energie

Trainingsdauer: 20 Minuten

1 **2** 3

	Übungen	Atemzüge	Seiten-wechsel	Ruhehaltung für 5 Atemzüge	Sätze	Intensität	Seite
1	Kreisatmung	10 dynamisch		Aufrechter Stand	2	1	123
2	Blitz	5 halten		Vorbeuge	2	1	124
3	Gedrehter Blitz	5 halten	x	Vorbeuge	2	2	124
4	Herabschauender Hund	5 halten		Kindposition	2	1	131
5	Gestreckter Winkel	10 halten	x	Aufrechter Stand	1	1	128
6	Krieger zur Sonne	10 halten	x	Aufrechter Stand	1	1	126
7	Krieger 3	10 halten	x	Aufrechter Stand	1	1	125
8	Drehsitz	5 halten	x	Schneidersitz	2	1	117

Wirkung

Dieses kurze Workout (beachten Sie die Satzzahl bei den Übungen 5 bis 7) regt in der Mittagspause den Kreislauf an und dehnt den Körper genau an den Stellen, an denen er nach einigen Stunden am Schreibtisch am schnellsten verkürzt und verspannt.

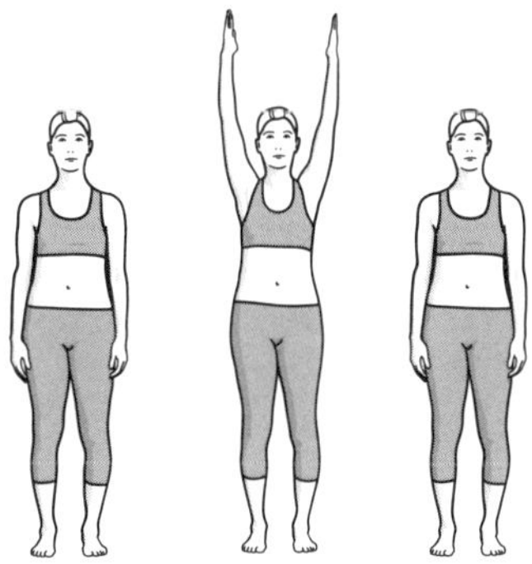

1 Kreisatmung

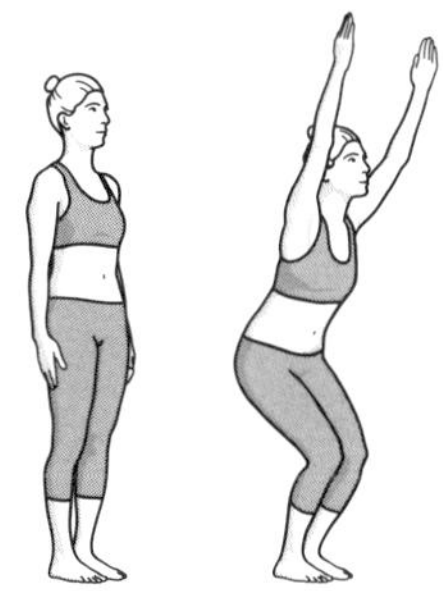

2 Blitz

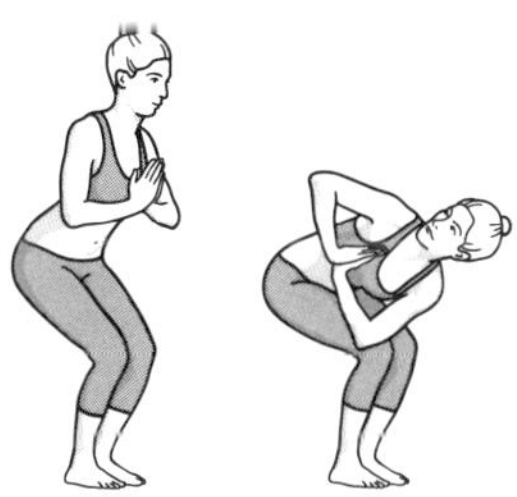

3 Gedrehter Blitz

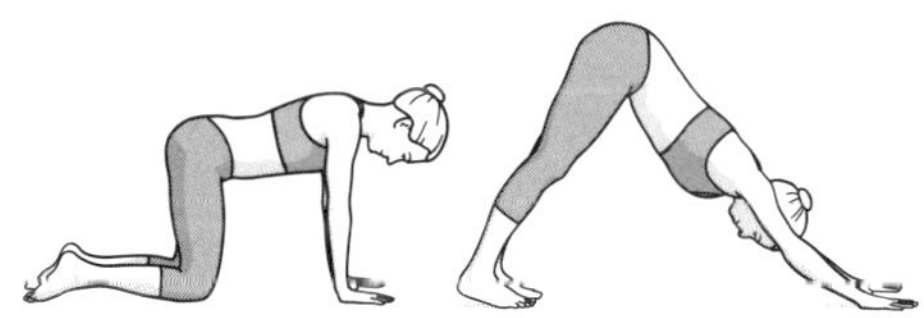

4 Herabschauender Hund

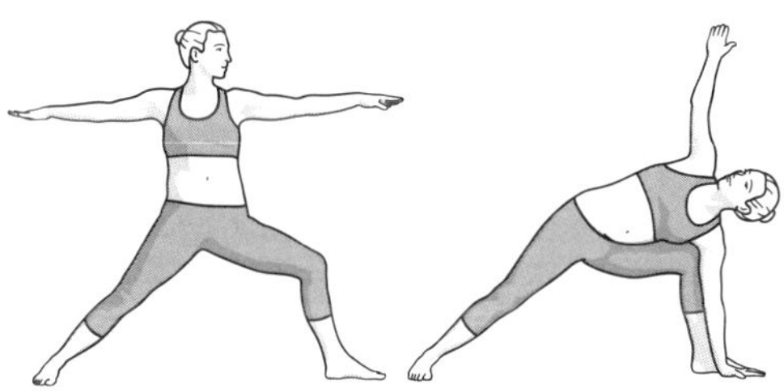

5 Gestreckter Winkel

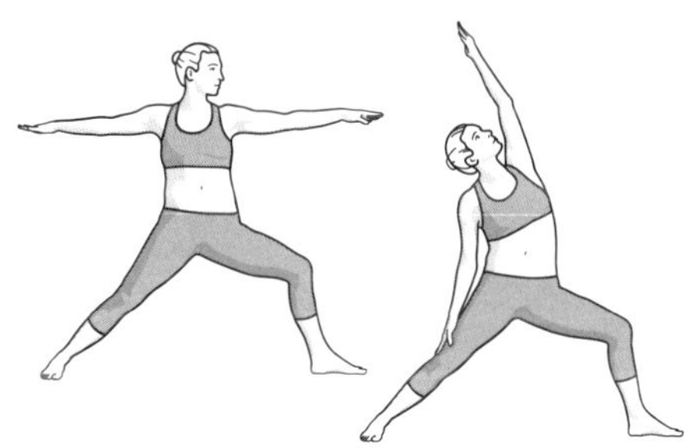

6 Krieger zur Sonne

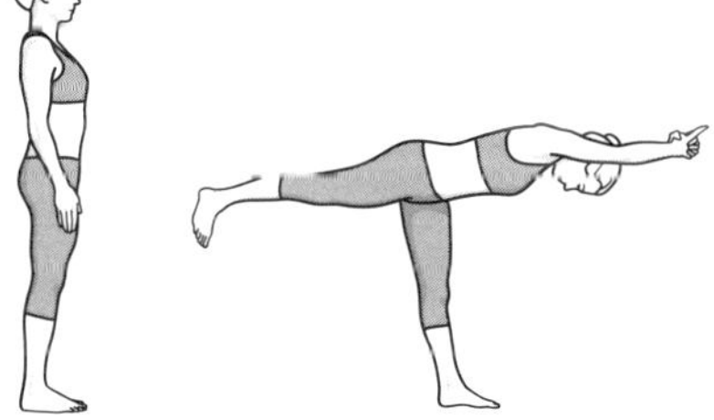

7 Krieger 3

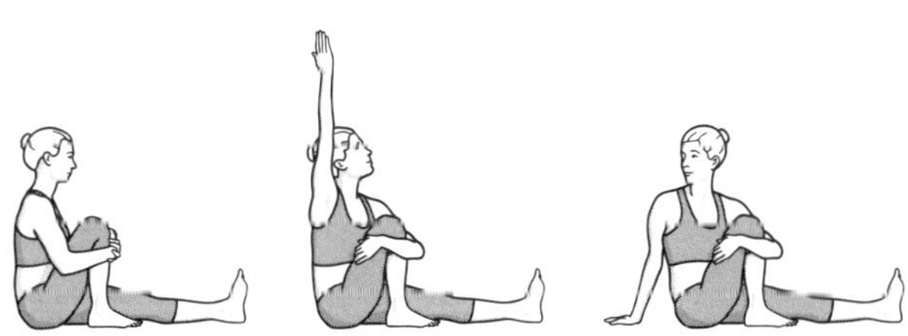

8 Drehsitz

35 Workout für mehr innere Stabilität und Kraft

Trainingsdauer: 35 Minuten

1 **2** 3

	Übungen	Atemzüge	Seiten-wechsel	Ruhehaltung für 5 Atemzüge	Sätze	Intensität	Seite
1	Kreisatmung	10 dynamisch		Aufrechter Stand	1	1	123
2	Berg	10 halten		Aufrechter Stand	2	1	123
3	Blitz	10 halten		Vorbeuge	2	1	124
4	Gedrehter Winkel	10 halten	x	Kindposition	2	1	128
5	Hohe Planke	10 halten		Kindposition	2	2	132
6	Tiefe Planke	5 halten		Kindposition	3	2	132
7	Boot	10 halten		Schneidersitz	2	2	120
8	Tisch	5 halten	x	Schneidersitz	2	2	133
9	Pflug	10 halten		Rückenlage	1	2	136

Wirkung

In unserem hektischen Alltag gehen Kraft und Stabilität oft allzu schnell abhanden. Umso wichtiger ist es, sich immer wieder Zeit für sich zu nehmen und dabei den Fokus auf die innere Festigkeit zu legen – denn die gibt uns im Alltag Sicherheit.

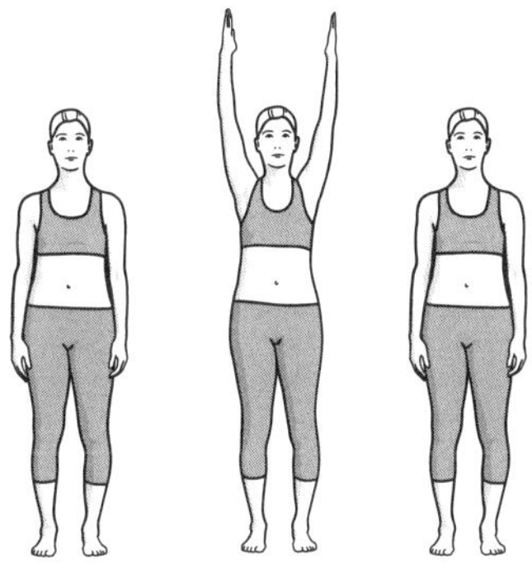

1 Kreisatmung

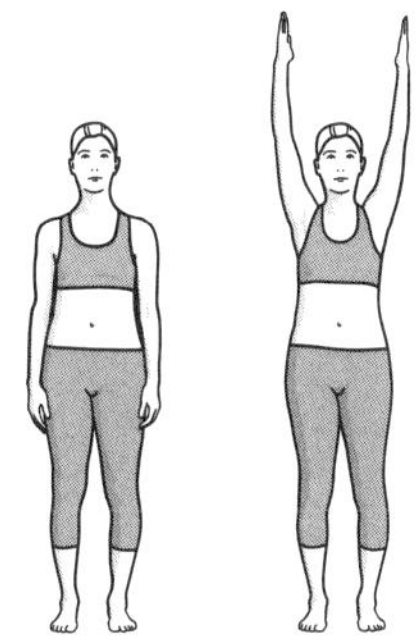

2 Berg

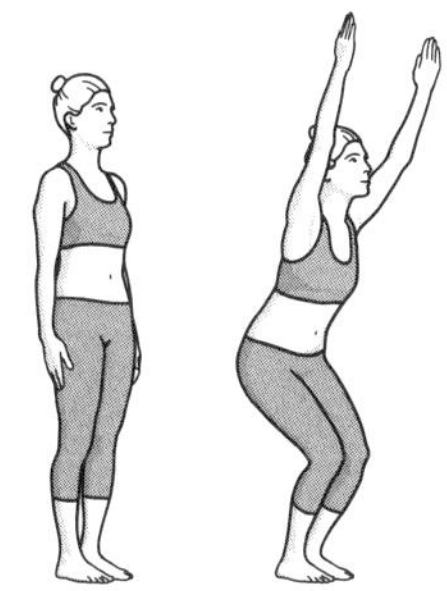

3 Blitz

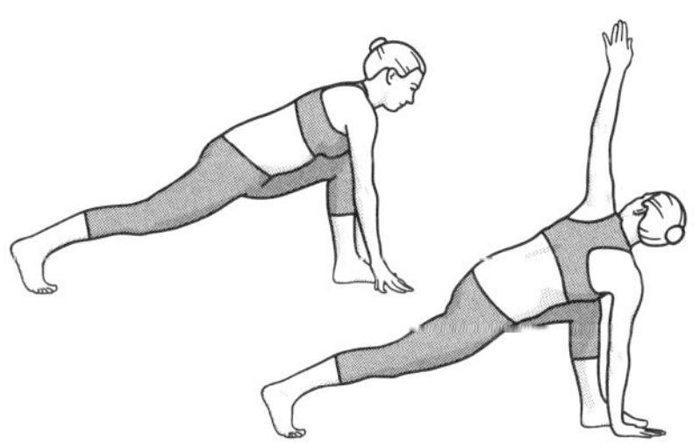

4 Gedrehter Winkel

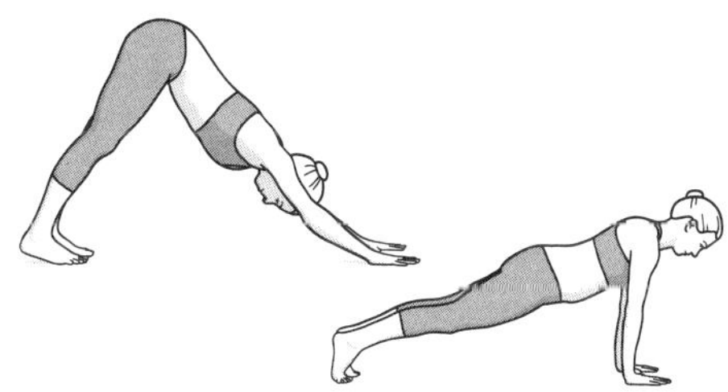

5 Hohe Planke

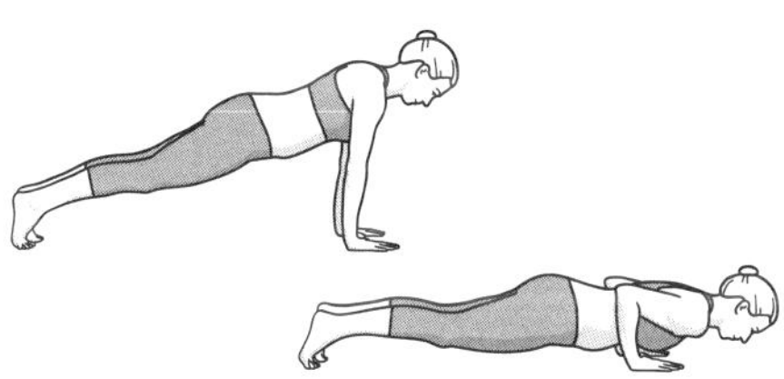

6 Tiefe Planke

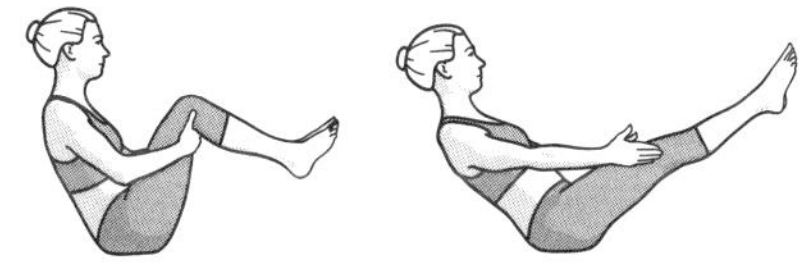

7 Boot

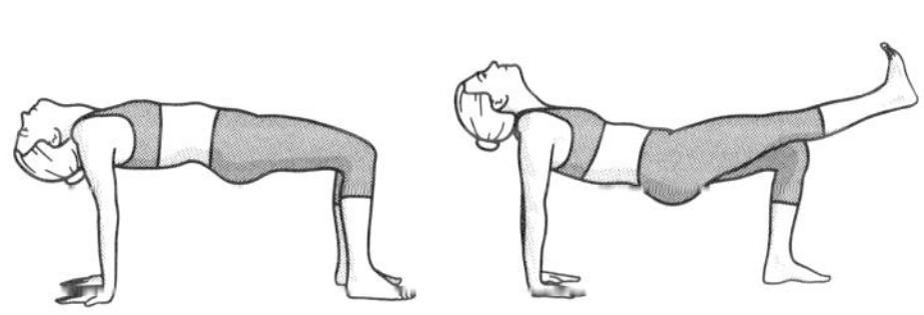

8 Tisch

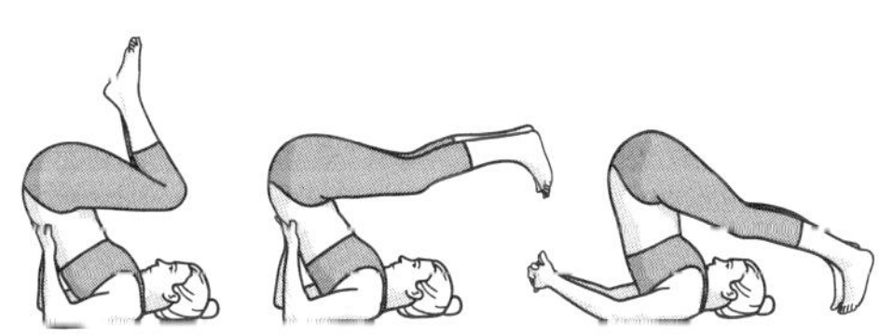

9 Pflug

36 Workout für das innere Gleichgewicht

Trainingsdauer: 20 Minuten

1 **2** 3

	Übungen	Atemzüge	Seiten-wechsel	Ruhehaltung für 5 Atemzüge	Sätze	Intensität	Seite
1	Berg	10 halten		Aufrechter Stand	1	1	123
2	Baum	10 halten	x	Aufrechter Stand	1	1	124
3	Krieger 3	5 halten	x	Vorbeuge	2	2	125
4	Tänzer	5 halten	x	Aufrechter Stand	2	3	125
5	Hand-Fuß-Haltung zur Seite	5 halten	x	Aufrechter Stand	2	3	125
6	Halbes Boot	10 halten		Schneidersitz	2	1	120
7	Pflug	10 halten		Rückenlage	1	2	136

Wirkung

Im inneren Gleichgewicht zu bleiben ist manchmal gar nicht so einfach, wenn außen immer alles in Bewegung ist. Die beiden größten Benefits von Balanceübungen bestehen darin, dass sich Gleichgewichtssinn und Standfestigkeit verbessern. Die Übungen wirken sich positiv auf die Haltung aus und lassen auch den Geist ruhiger werden, denn die Übungen erfordern die volle Aufmerksamkeit und Konzentration.

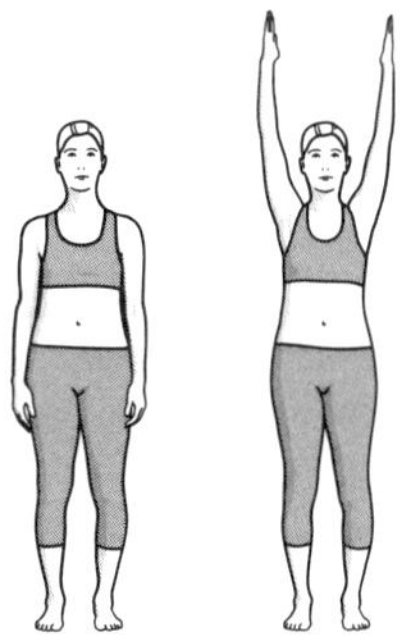

1 Berg

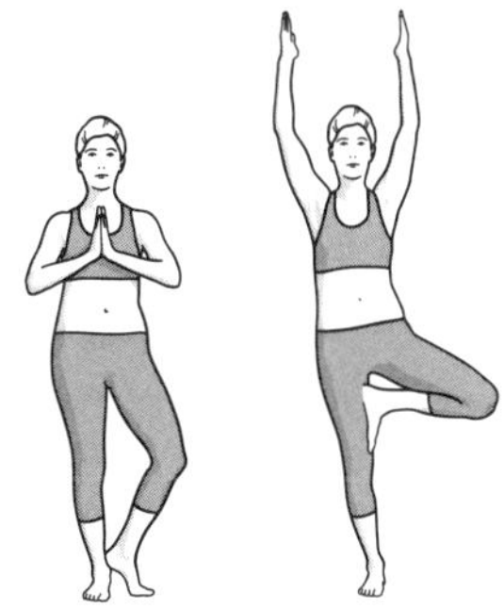

2 Baum

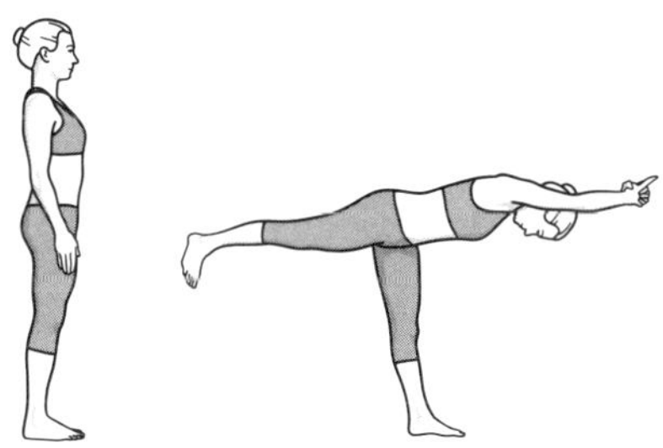

3 Krieger 3

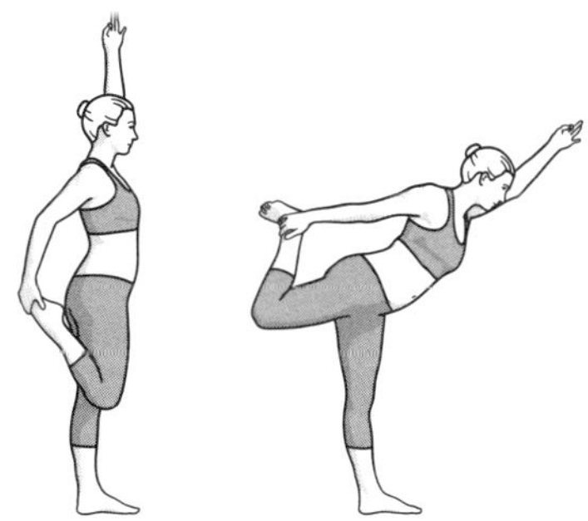

4 Tänzer

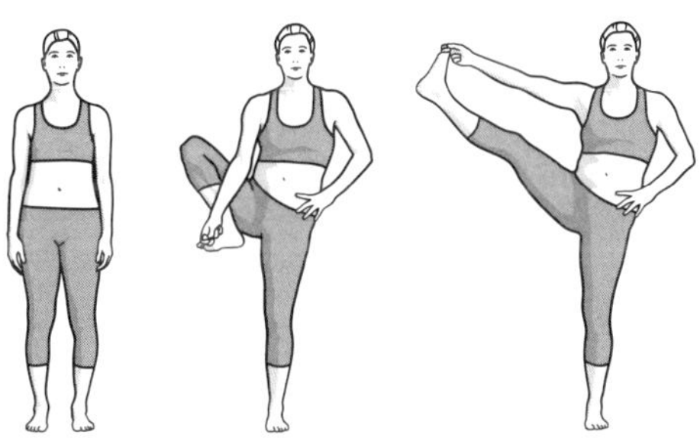

5 Hand-Fuß-Haltung zur Seite

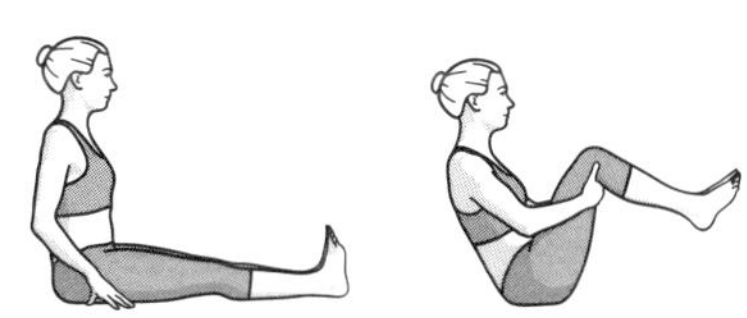

6 Halbes Boot

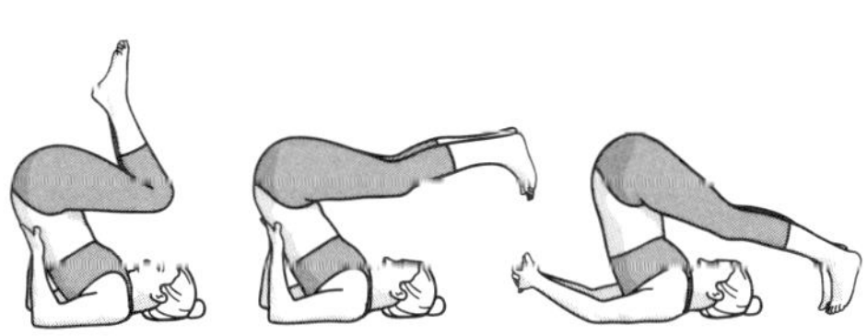

7 Pflug

37 Workout für mehr Stärke und Selbstbewusstsein

Trainingsdauer: 40 Minuten

1 2 3

	Übungen	Atemzüge	Seiten-wechsel	Ruhehaltung für 5 Atemzüge	Sätze	Intensität	Seite
1	Dynamischer Sprinter	10 dynamisch	x	Kindposition	1	1	122
2	Gestreckter Winkel	10 halten	x	Aufrechter Stand	1	1	128
3	Krieger 1	5 halten	x	Aufrechter Stand	2	1	126
4	Krieger 2	5 halten	x	Aufrechter Stand	2	1	126
5	Krieger 3	5 halten	x	Vorbeuge	2	2	125
6	Schwingender Krieger	10 halten	x	Aufrechter Stand	1	2	129
7	Krähe	5 halten		Vorbeuge	2	2	134
8	Heraufschauender Hund	5 halten		Kindposition	1	2	132

Wirkung

In diesem Workout finden Sie alle Varianten des Kriegers. Die Kriegerpositionen sind herausfordernde Haltungen, die dem Körper einiges an Stärke und Stabilität abverlangen. Alle haben gemeinsam, dass sie im Stehen ausgeführt werden. Die Arme sind ebenfalls immer ausgestreckt und deren Muskeln aktiv. Wie viele andere Yoga-Positionen erfordern sie viel Konzentration, laden den Körper mit Energie auf und steigern die Körperwahrnehmung.

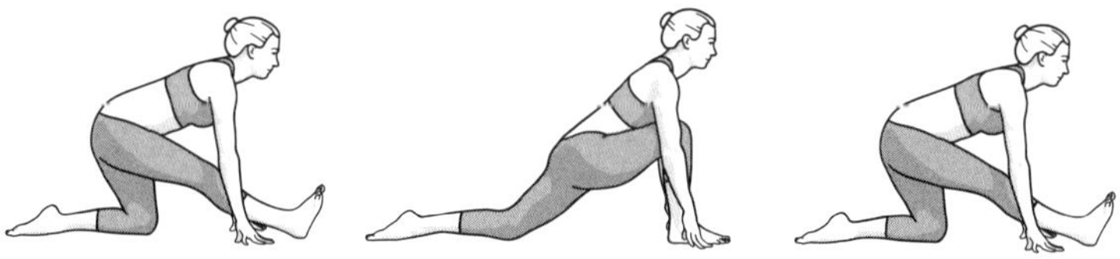

1 Dynamischer Sprinter

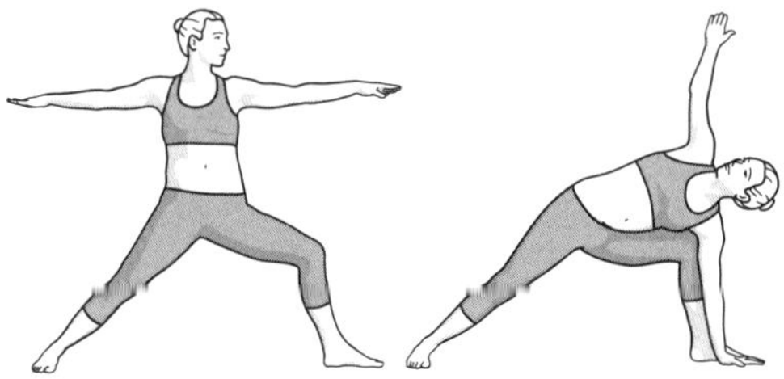

2 Gestreckter Winkel

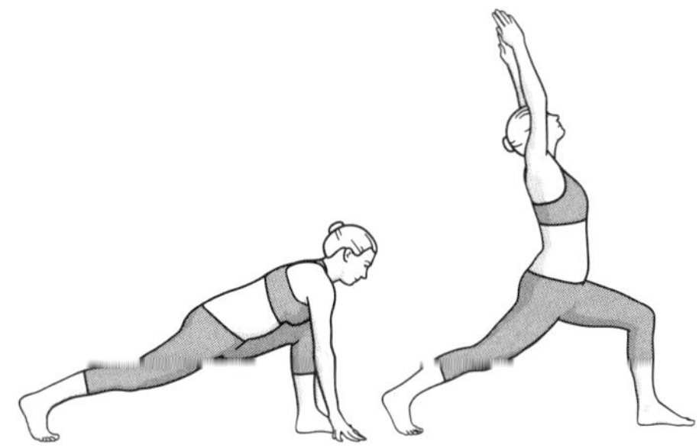

3 Krieger 1

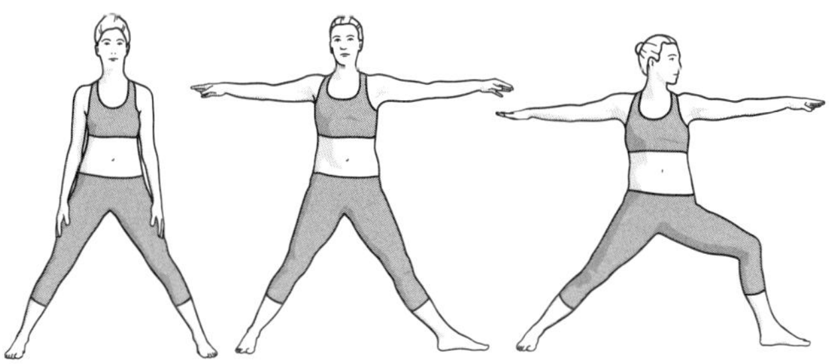

4 Krieger 2

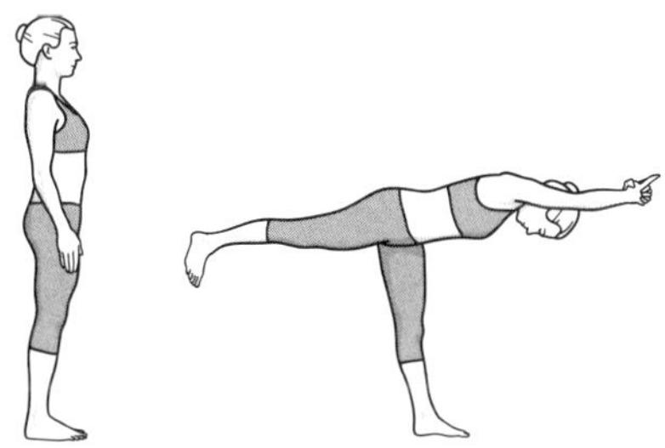

5 Krieger 3

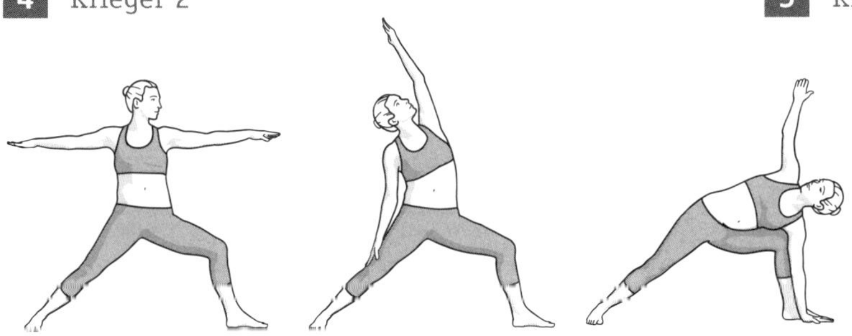

6 Schwingender Krieger

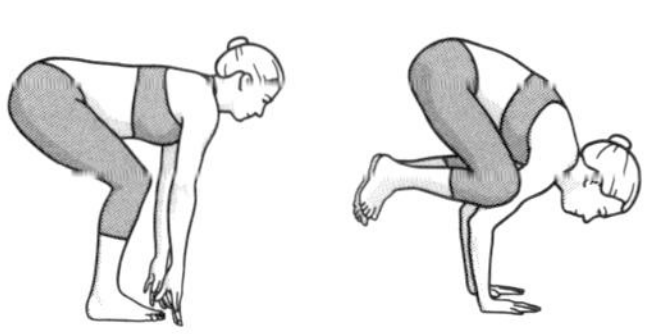

7 Krähe

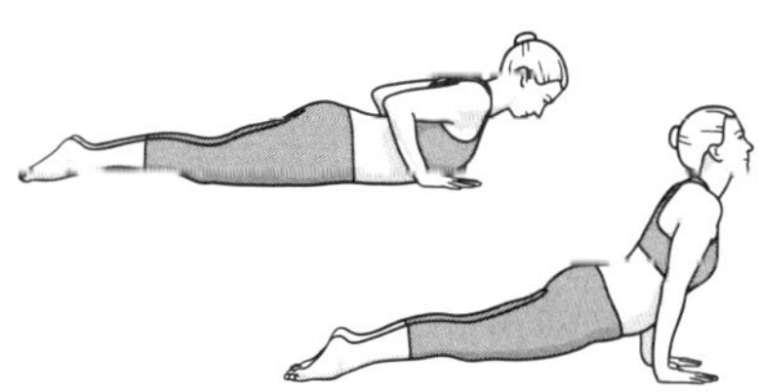

8 Heraufschauender Hund

38 Workout zur Entspannung und Regeneration

Trainingsdauer: 15 Minuten

1 2 3

	Übungen	Atemzüge	Seiten-wechsel	Ruhehaltung für 5 Atemzüge	Sätze	Intensität	Seite
1	Sitzende seitliche Dehnung	10 halten	x	Schneidersitz	1	1	116
2	Sitzende Vorbeuge	10 halten		Schneidersitz	2	1	117
3	Taube	10 halten	x	Kindposition	2	2	137
4	Pyramide	10 halten	x	Kindposition	2	1	121
5	Eidechse	10 halten	x	Kindposition	2	2	122
6	Happy Child	10 halten		Rückenlage	1	1	134
7	Fisch	10 halten		Rückenlage	1	2	135
8	Knie liegend heranziehen	10 halten		Rückenlage	1	1	135

Wirkung

Ein Workout, das nur am Boden ausgeführt wird, ganz zum Loslassen und Entspannen. Es beinhaltet beruhigende Vorbeugen, bei denen Sie sich ohne großen Kraftaufwand sanft in die Haltungen sinken lassen können.

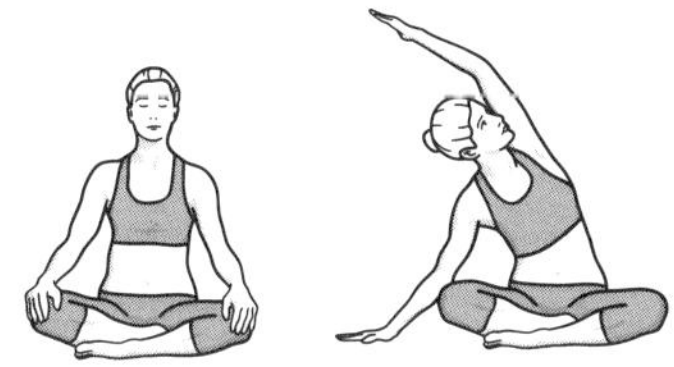

1 Sitzende seitliche Dehnung

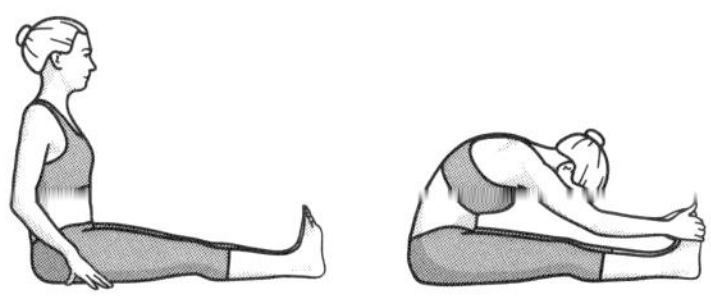

2 Sitzende Vorbeuge

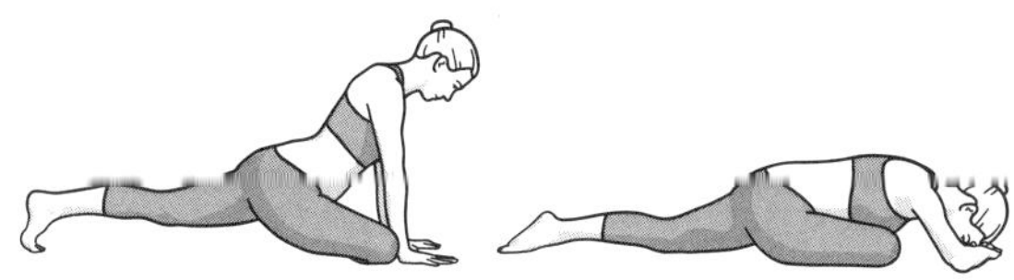

3 Taube

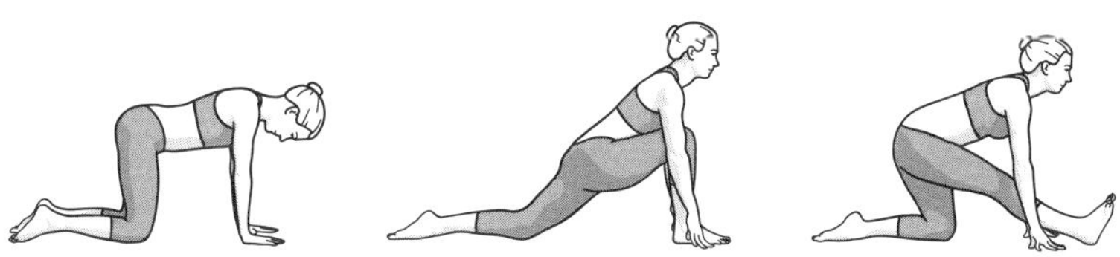

4 Pyramide

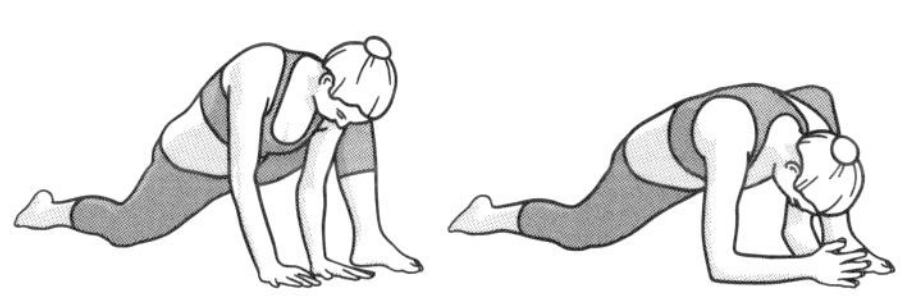

5 Eidechse

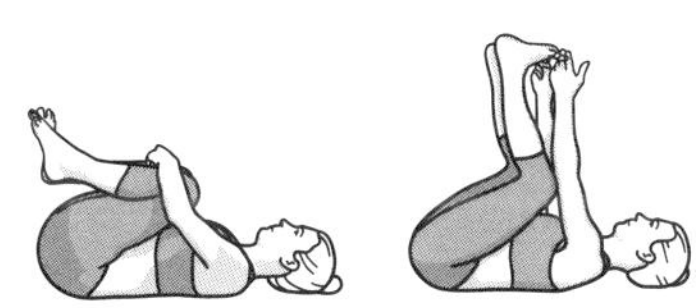

6 Happy Child

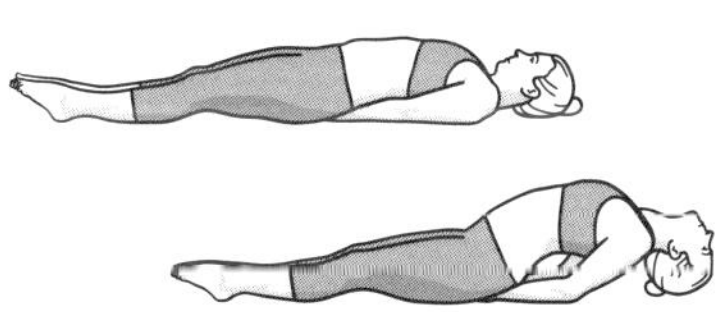

7 Fisch

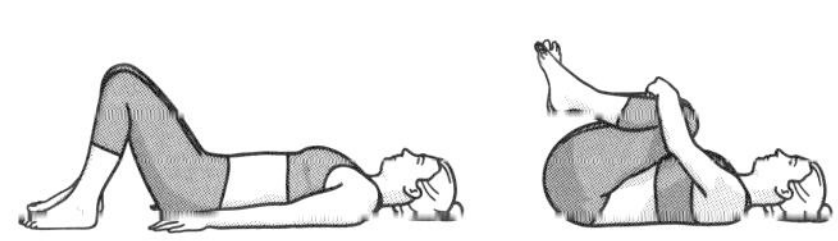

8 Knie liegend heranziehen

39 Männerworkout für mehr Beweglichkeit

Trainingsdauer: 35 Minuten

1 2 3

	Übungen	Atemzüge	Seitenwechsel	Ruhehaltung für 5 Atemzüge	Sätze	Intensität	Seite
1	Drehsitz	10 halten	x	Schneidersitz	1	1	117
2	Sitzende Vorbeuge	10 halten		Schneidersitz	1	1	117
3	Sitzende Grätsche	10 halten		Schneidersitz	2	2	119
4	Kuhgesicht	5 halten	x	Schneidersitz	2	2	118
5	Hocke	10 halten		Vorbeuge	2	2	119
6	Sprinter	10 halten	x	Kindposition	1	2	122
7	Pyramide	10 halten	x	Kindposition	1	1	121
8	Dynamischer Sprinter	10 dynamisch	x	Kindposition	1	1	122
9	Heraufschauender Hund	5 halten		Kindposition	2	1	132
10	Eidechse	10 halten		Kindposition	1	2	122

Wirkung

Männer haben von Natur aus ein festeres Bindegewebe und einen höheren Muskeltonus. Daher ist es nicht verwunderlich, dass sie häufig über Unbeweglichkeit klagen. Vor allem die Schulter- und Hüftpartie ist oft verspannt. Dieses Workout dehnt intensiv die typischen Problembereiche: Beinrückseite, Oberschenkelinnenseite und Hüftbeuger.

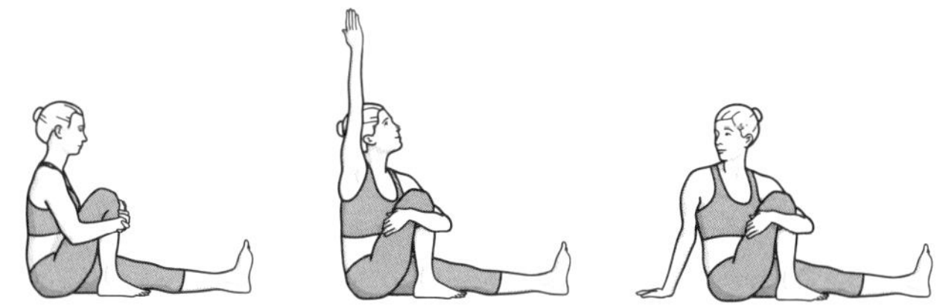

1 Drehsitz

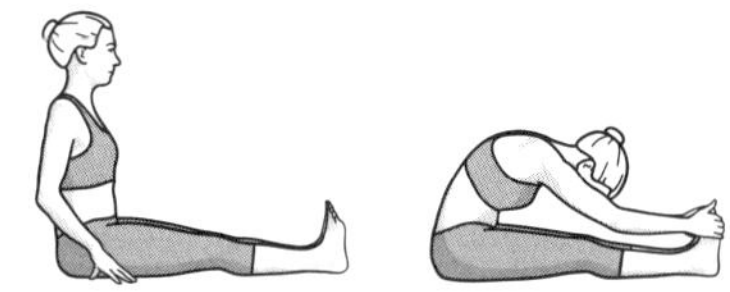

2 Sitzende Vorbeuge

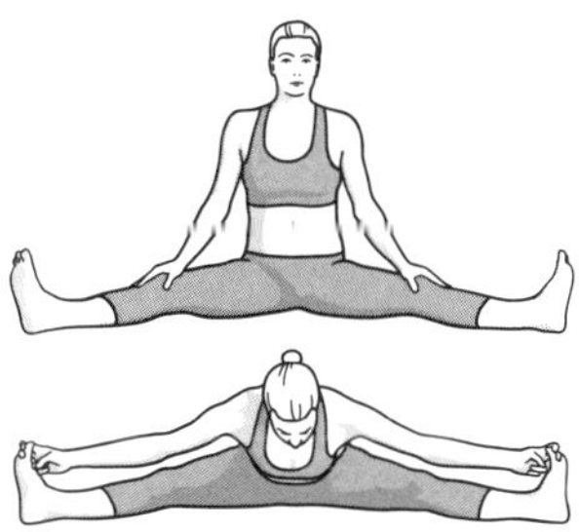

3 Sitzende Grätsche

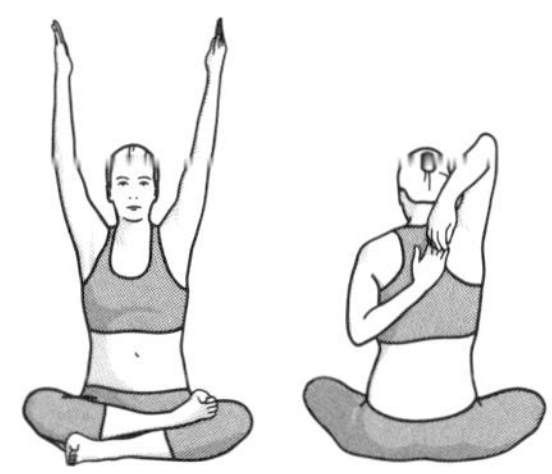

4 Kuhgesicht

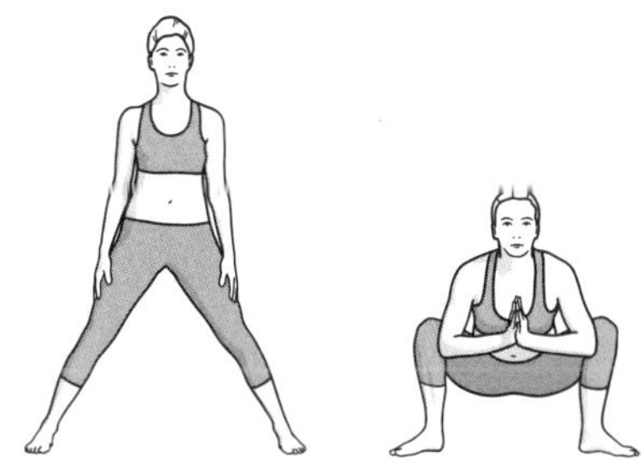

5 Hocke

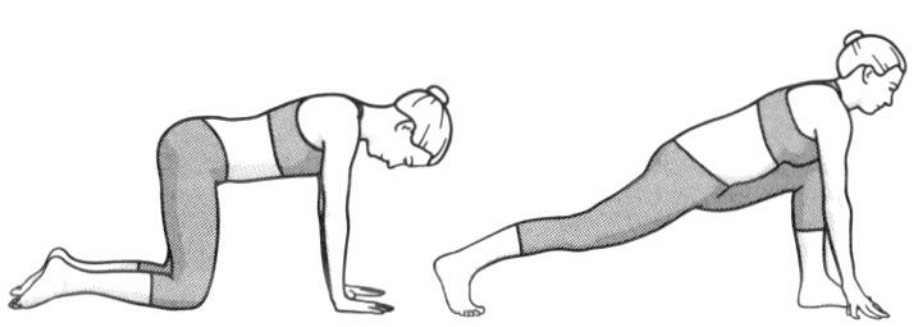

6 Sprinter

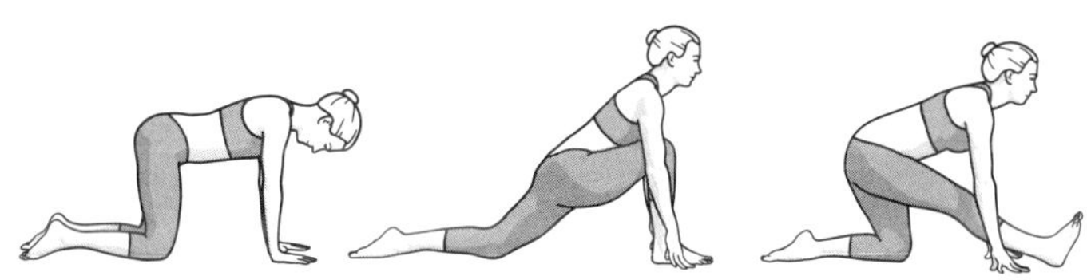

7 Pyramide

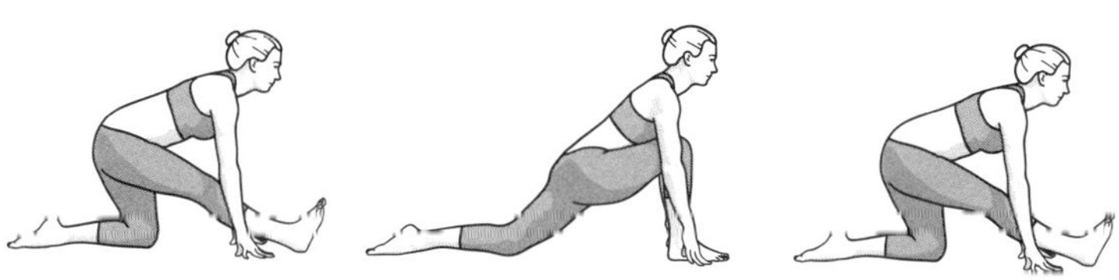

8 Dynamischer Sprinter

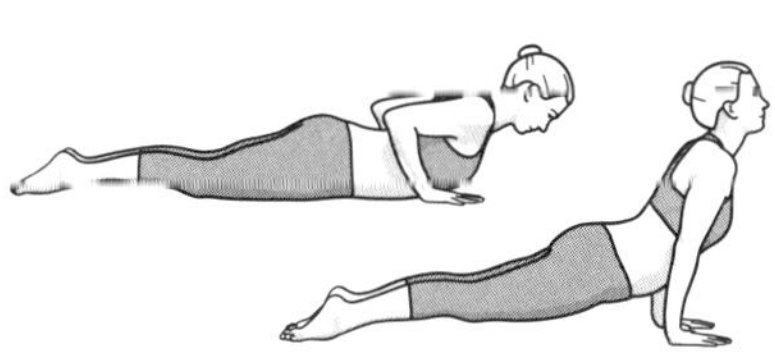

9 Heraufschauender Hund

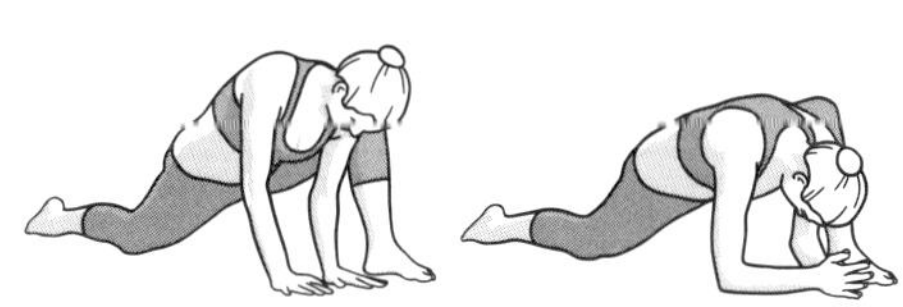

10 Eidechse

40 Männerworkout für mehr Kraft und Ausdauer

Trainingsdauer: 35 Minuten

1 2 **3**

	Übungen	Atemzüge	Seitenwechsel	Ruhehaltung für 5 Atemzüge	Sätze	Intensität	Seite
1	Elefant durchs Nadelöhr dynamisch	10 dynamisch	X	Kindposition	1	1	121
2	Herabschauender Hund	10 halten		Kindposition	2	1	131
3	Dreibeiniger Hund	5 halten	x	Kindposition	2	2	131
4	Hand-Fuß-Haltung zur Seite	10 halten	x	Aufrechter Stand	1	3	125
5	Dreieck	10 halten	x	Aufrechter Stand	2	2	127
6	Tiefe Planke	10 halten		Kindposition	2	2	132
7	Krähe	5 halten		Vorbeuge	3	3	134
8	Pflug	10 halten		Rückenlage	1		136

Wirkung

Dieses Workout zeigt, warum Yoga durchaus als funktionelles Ganzkörpertraining bezeichnet werden kann. Kraft wird hier genauso benötigt wie Beweglichkeit und Balance. Die armgestützten Haltungen und das ständige Spiel mit der Schwerkraft fordern die Rumpf- und Armmuskulatur heraus.

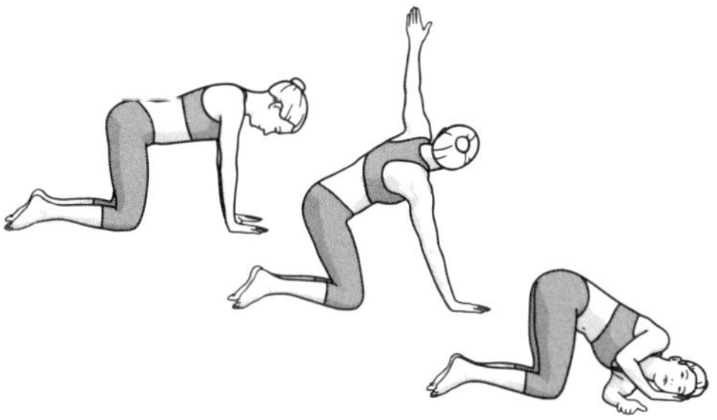

1 Elefant durchs Nadelöhr dynamisch

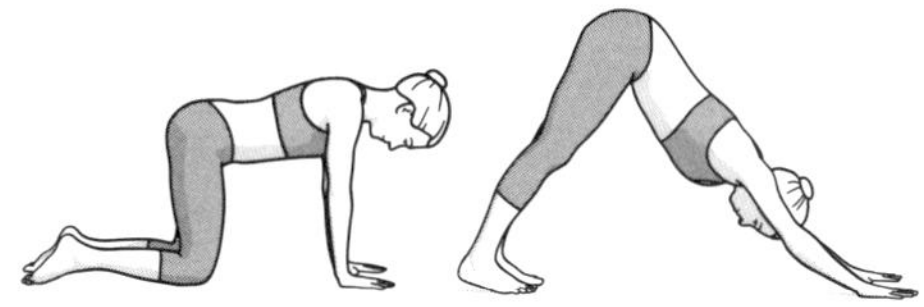

2 Herabschauender Hund

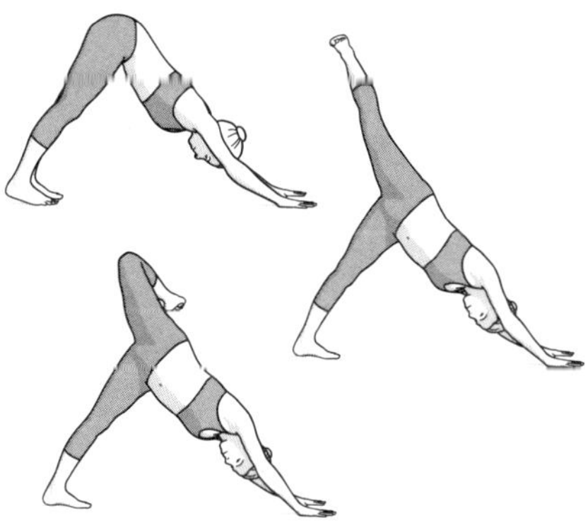

3 Dreibeiniger Hund

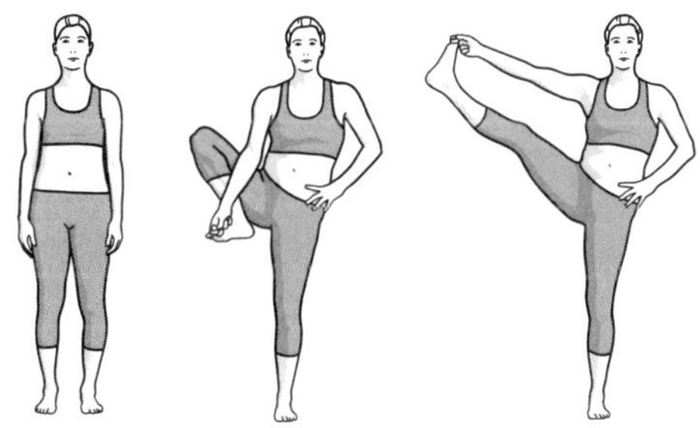

4 Hand-Fuß-Haltung zur Seite

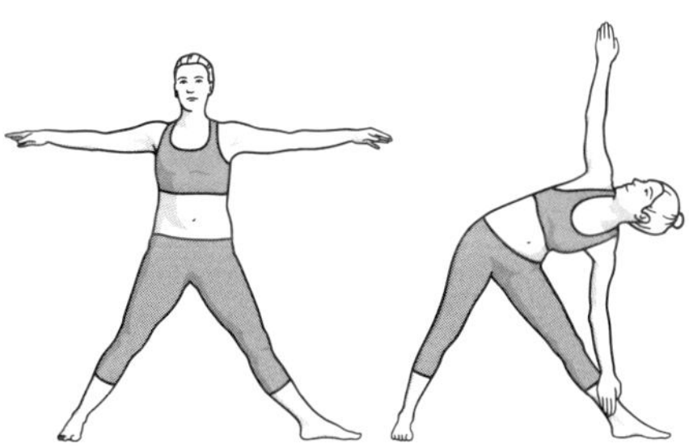

5 Dreieck

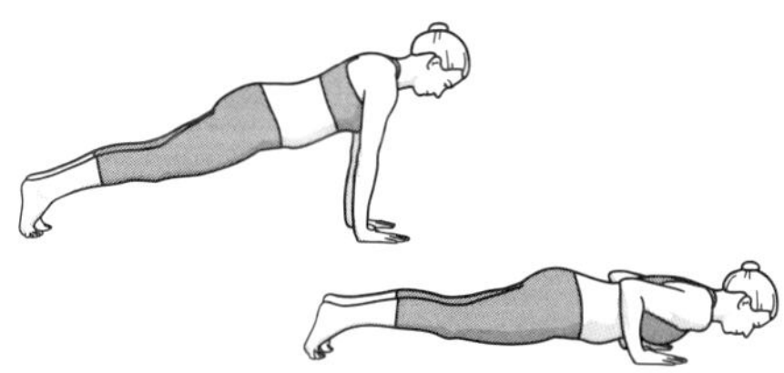

6 Tiefe Planke

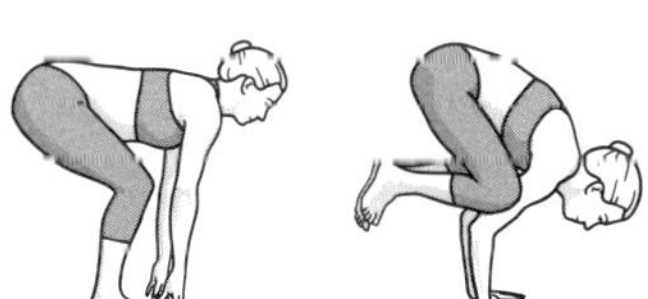

7 Krähe

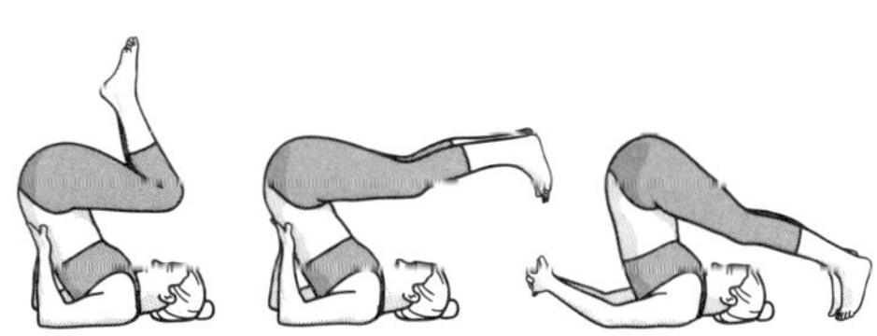

8 Pflug

41 Yogaworkout für Kinder

Trainingsdauer: 25 Minuten

❶②③

	Übungen	Atemzüge	Seiten-wechsel	Ruhehaltung für 5 Atemzüge	Sätze	Intensität	Seite
1	Schildkröte	10 halten		Schneidersitz	1	1	118
2	Kuhgesicht	5 halten	x	Schneidersitz	2	2	118
3	Baum	5 halten	x	Aufrechter Stand	2	2	124
4	Herabschauender Hund	5 halten		Kindposition	2	2	131
5	Heraufschauender Hund	5 halten		Kindposition	2	2	132
6	Dreibeiniger Hund	5 halten	x	Kindposition	2	2	131
7	Brücke	5 halten		Rückenlage	3	2	133
8	Eidechse	10 halten		Kindposition	1	2	122
9	Happy Child	10 halten		Rückenlage	1	1	134

Wirkung

Dieses Workout für Kinder ist sehr abwechslungsreich und besteht aus mehreren Übungen mit weniger Sätzen. So kommt keine Langeweile auf und die Kleinen lernen mit viel Spaß die »yogische Flora und Fauna« (Hund, Baum, Kuh und Co.) kennen.

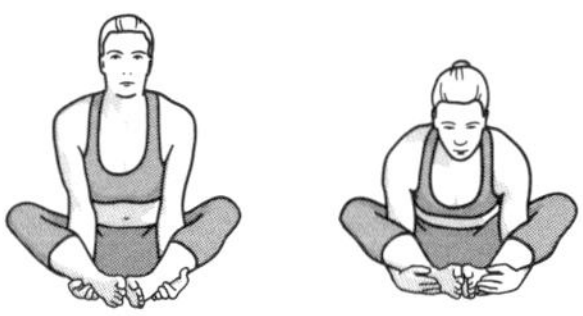

1 Schildkröte

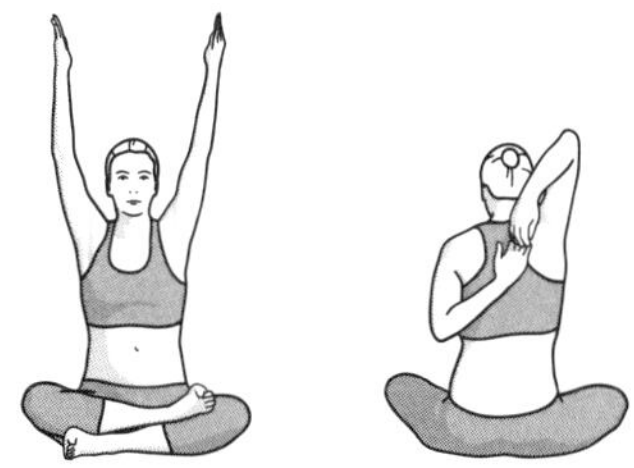

2 Kuhgesicht

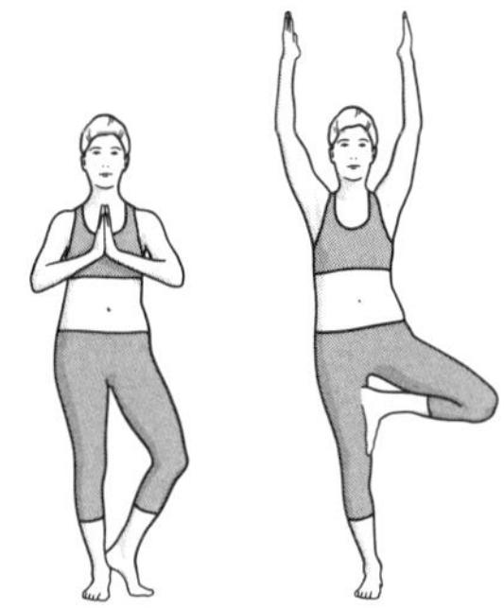

3 Baum

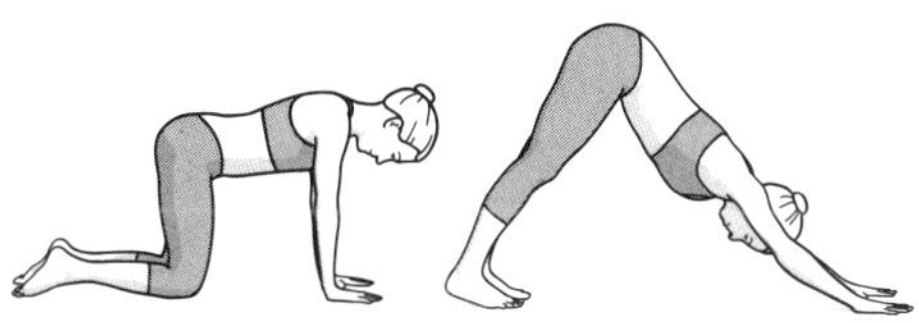

4 Herabschauender Hund

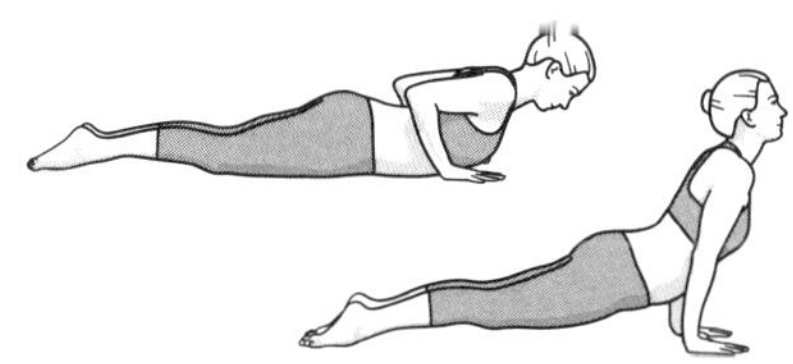

5 Heraufschauender Hund

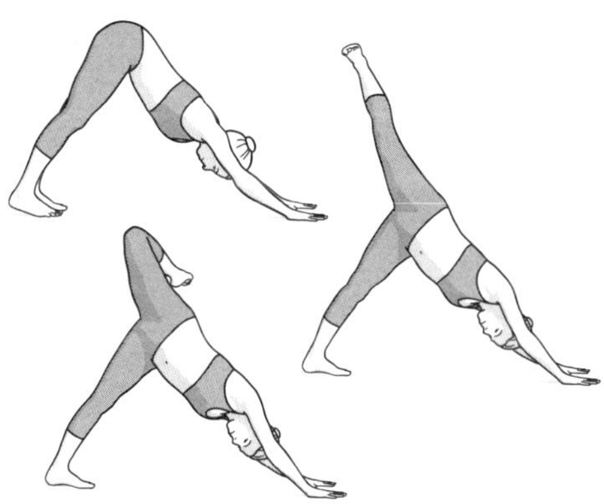

6 Dreibeiniger Hund

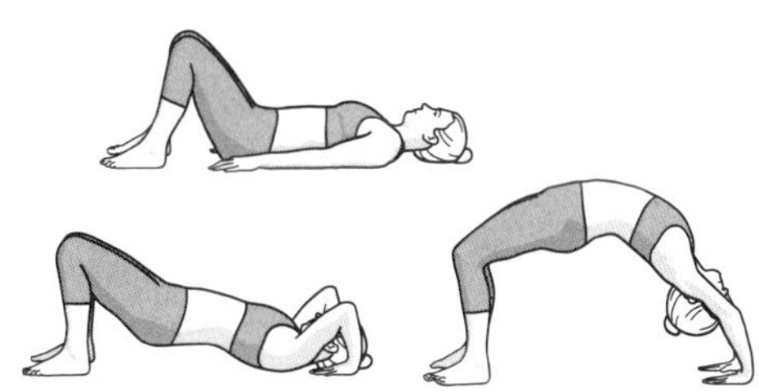

7 Brücke

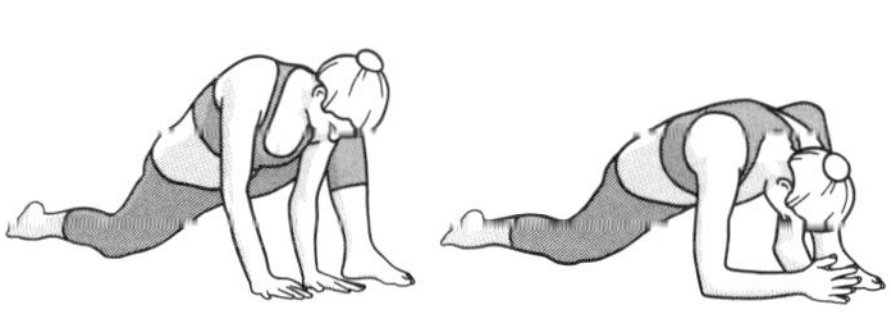

8 Eidechse

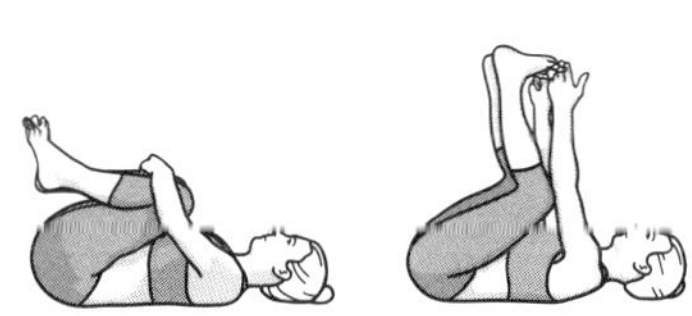

9 Happy Child

42 Beweglichkeitsprogramm für Läufer

Trainingsdauer: 30 Minuten

1 **2** 3

	Übungen	Atemzüge	Seiten-wechsel	Ruhehaltung für 5 Atemzüge	Sätze	Intensität	Seite
1	Dynamischer Sprinter	10 dynamisch	x	Kindposition	1	1	122
2	Stehende Grätsche	10 halten		Aufrechter Stand	2	2	129
3	Krieger 3	5 halten	x	Vorbeuge	2	2	125
4	Tänzer	5 halten	x	Aufrechter Stand	2	2	125
5	Dreieck	10 halten	x	Aufrechter Stand	1	2	127
6	Gedrehtes Dreieck	10 halten	x	Vorbeuge	3	3	128
7	Tisch	10 halten	x	Schneidersitz	2	2	133
8	Taube	10 halten	x	Kindposition	1	2	137

Wirkung

Mehr Beweglichkeit steht bei diesem Workout an erster Stelle. Dabei liegt der Fokus vor allem in der hinteren und vorderen Muskelkette. Vor- und Rückenbeugen sind bestens geeignet, um die Hüft- und Beinpartien flexibel zu halten. Aber auch einbeinige Stabilitätsübungen wie der Krieger 3 und der Tänzer sowie Stützhaltungen wie der Tisch sorgen für eine kraftvolle und zentrierte Körpermitte. Dieses Workout ist der perfekte Ausgleich nach langen Einheiten oder an trainingsfreien Tagen.

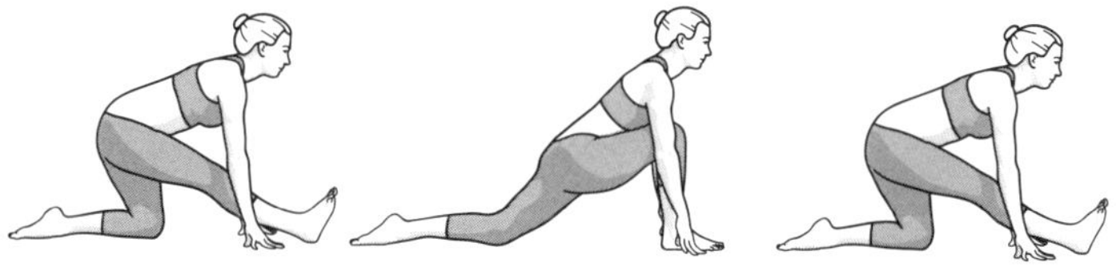

1 Dynamischer Sprinter

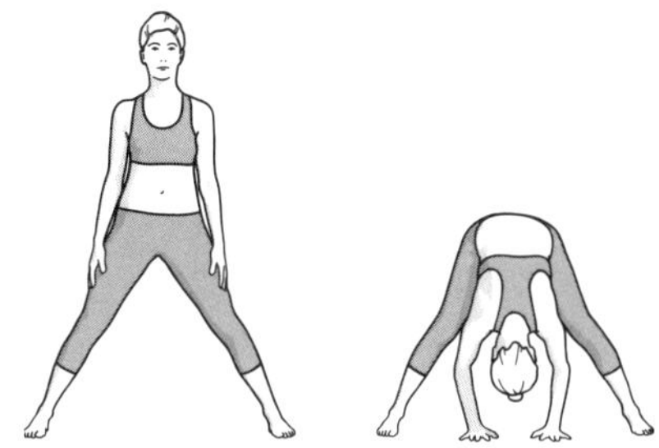

2 Stehende Grätsche

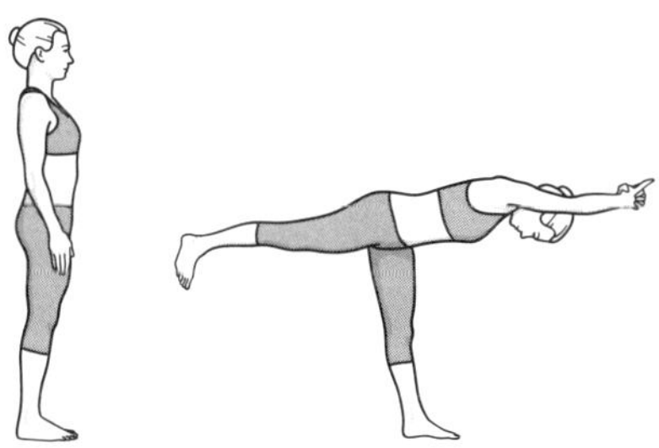

3 Krieger 3

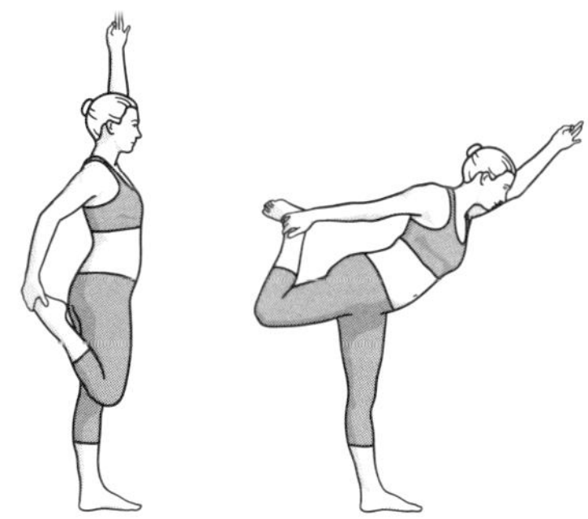

4 Tänzer

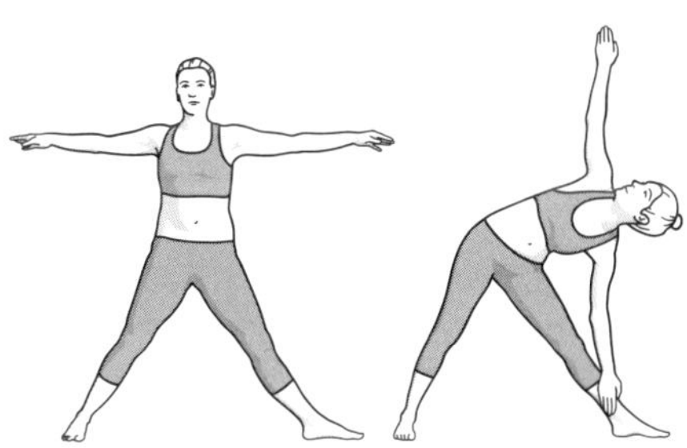

5 Dreieck

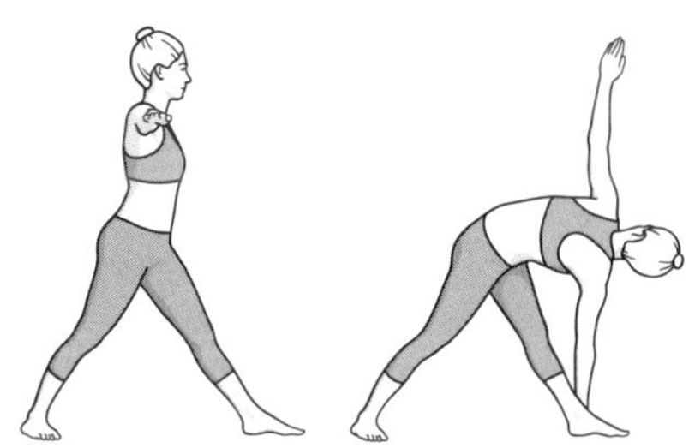

6 Gedrehtes Dreieck

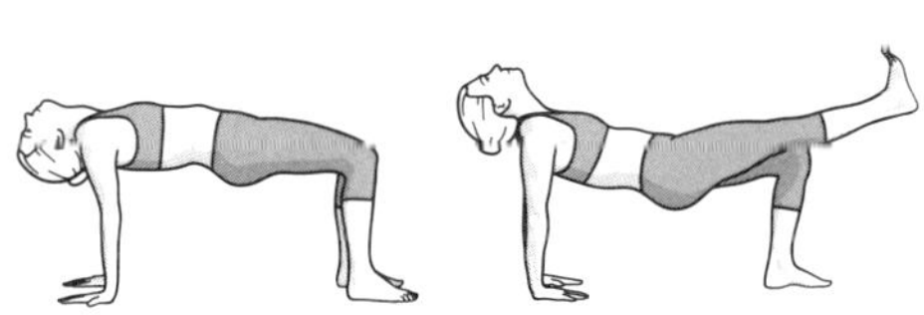

7 Tisch

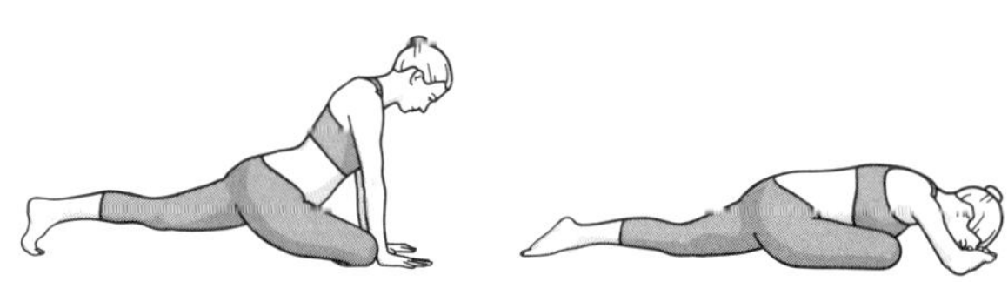

8 Taube

43 Ausgleichsprogramm für Radfahrer

Trainingsdauer: 30 Minuten

1 **2** 3

	Übungen	Atemzüge	Seiten-wechsel	Ruhehaltung für 5 Atemzüge	Sätze	Intensität	Seite
1	Wirbelsäulen-mobilisation	10 dynamisch		Schneidersitz	2	1	116
2	Kuhgesicht	10 halten	x	Schneidersitz	1	2	118
3	Hocke mit Rotation	10 dynamisch		Vorbeuge	2	2	119
4	Herabschauender Hund	10 halten		Kindposition	2	1	131
5	Tänzer	5 halten	x	Aufrechter Stand	2	2	125
6	Krieger 1	10 halten	x	Aufrechter Stand	2	2	126
7	Kamel	10 halten		Kindposition	2	2	123
8	Pflug	10 halten		Rückenlage	1	2	136

Wirkung

Durch die durchweg nach vorn gebeugte Körperhaltung beim Radfahren kommt es nicht selten zu Beschwerden in Rücken und Nacken. In diesem Workout stecken deshalb Herzöffner, die den Brustkorb wieder weiten und den Oberkörper öffnen. Die Brustwirbelsäule wird bei jeder Haltung bewusst gestreckt, um der gebeugten Grundhaltung beim Training entgegenzuwirken. Rotationen lockern zusätzlich den Oberkörper.

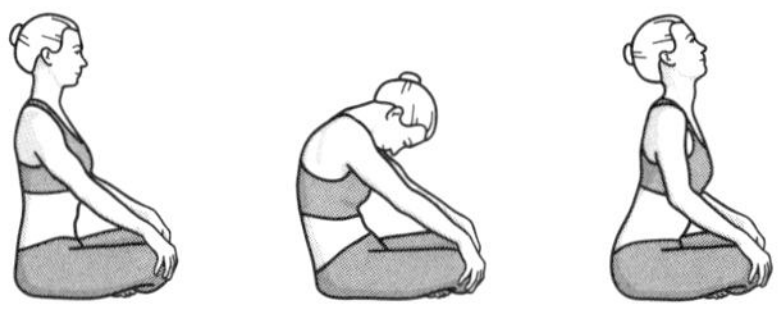

1 Wirbelsäulenmobilisation

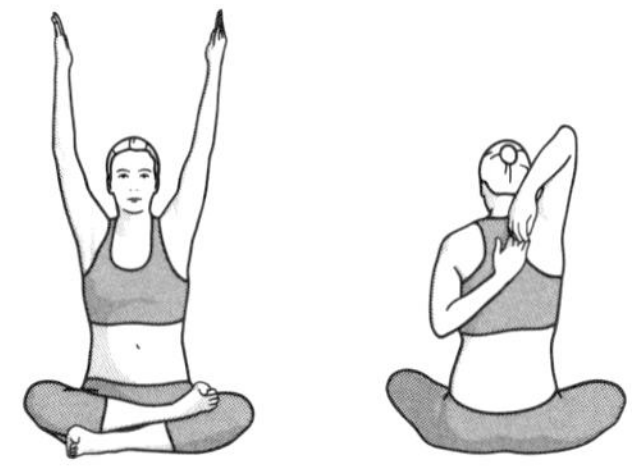

2 Kuhgesicht

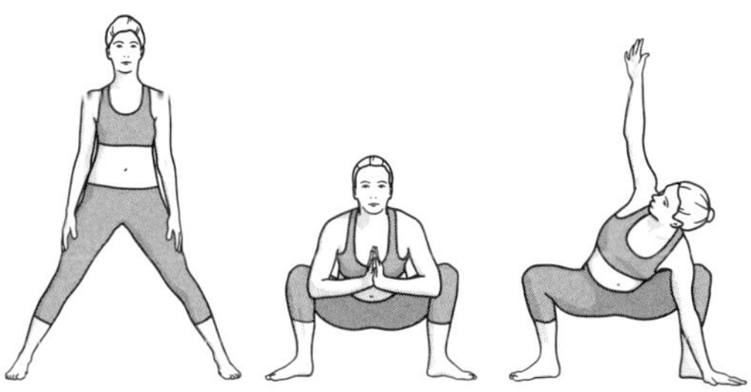

3 Hocke mit Rotation

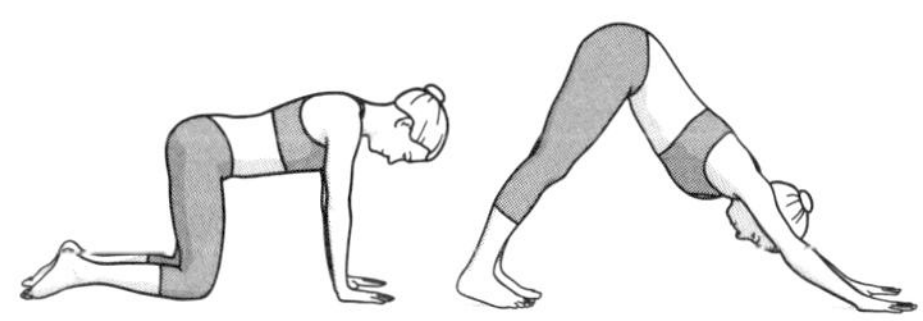

4 Herabschauender Hund

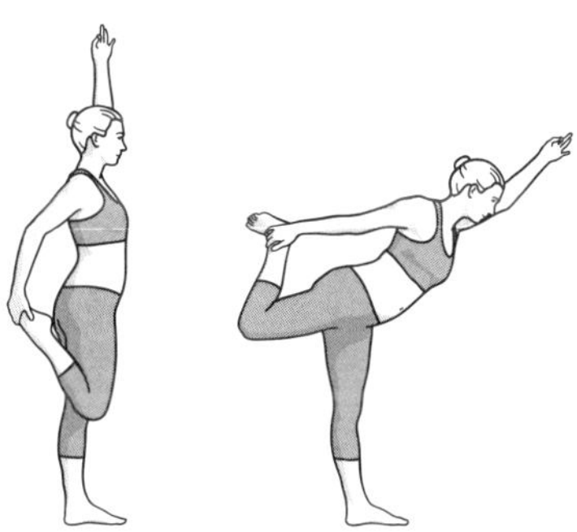

5 Tänzer

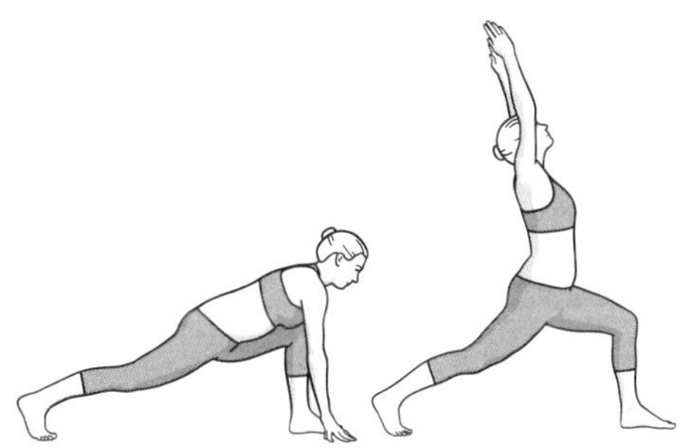

6 Krieger 1

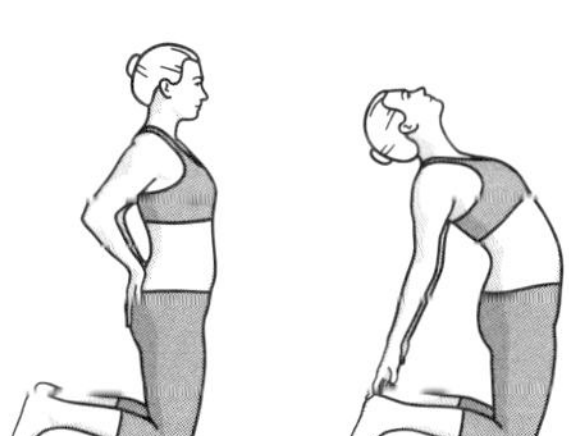

7 Kamel

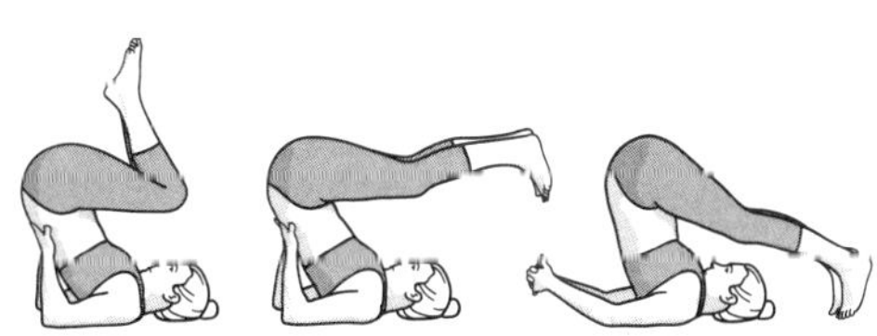

8 Pflug

44 Schulterentspannungsprogramm für Schwimmer

1 **2** 3

Trainingsdauer: 30 Minuten

	Übungen	Atemzüge	Seiten-wechsel	Ruhehaltung für 5 Atemzüge	Sätze	Intensität	Seite
1	Schwingender Schneidersitz	10 dynamisch		Schneidersitz	2	1	116
2	Kuhgesicht	5 halten	x	Schneidersitz	2	2	118
3	Krieger zur Sonne	10 halten	x	Aufrechter Stand	2	2	126
4	Demütiger Krieger	10 halten	x	Aufrechter Stand	2	2	127
5	Delfin	10 halten		Kindposition	2	2	133
6	Boot	10 halten		Schneidersitz	2	2	120
7	Kamel	10 halten		Kindposition	1	2	123
8	Fisch	10 halten		Rückenlage	1	1	135

Wirkung

Beweglich und trotzdem kraftvoll sollen Schwimmerschultern sein. Genau auf diese Zielsetzung hin sind die Übungen dieses Yoga-Programms ausgewählt. Mobilität und Beweglichkeit werden kombiniert mit Stabilisierung. Hier geht es allerdings nicht nur um die Festigkeit der Schultern, sondern auch die des Rumpfs, um neben der Schulterdynamik auch an der Lage im Wasser zu arbeiten.

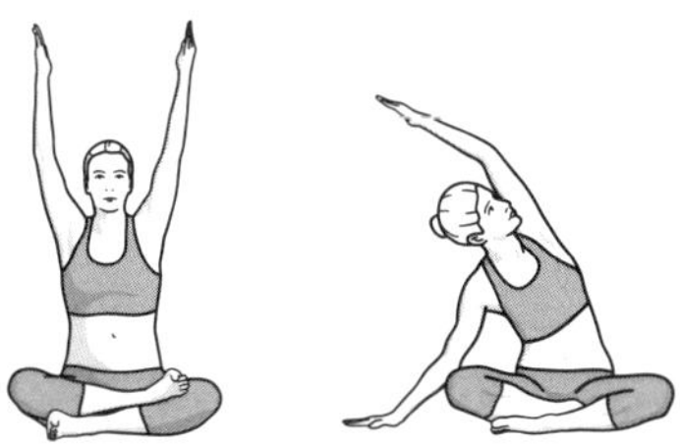

1 Schwingender Schneidersitz

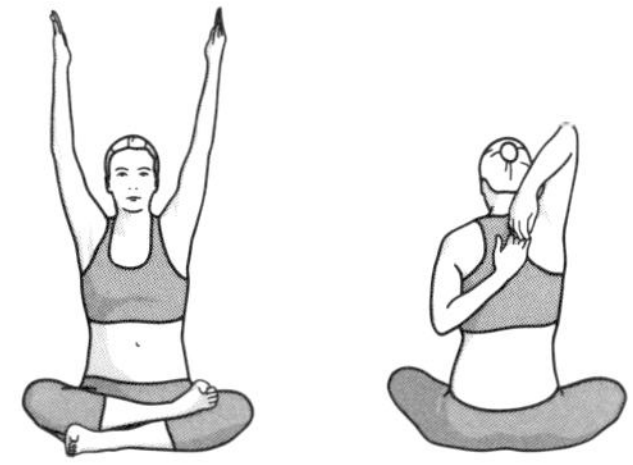

2 Kuhgesicht

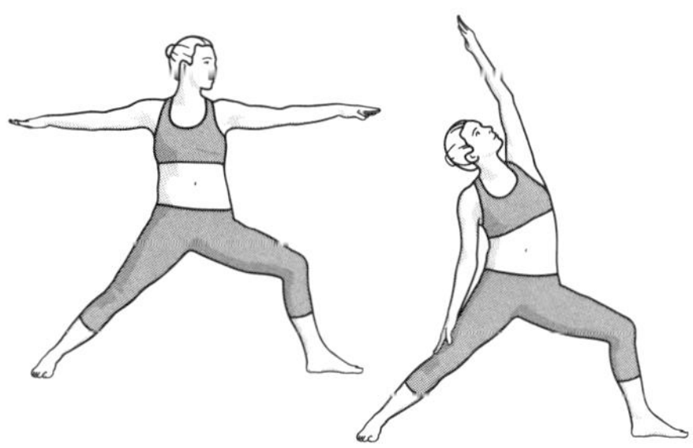

3 Krieger zur Sonne

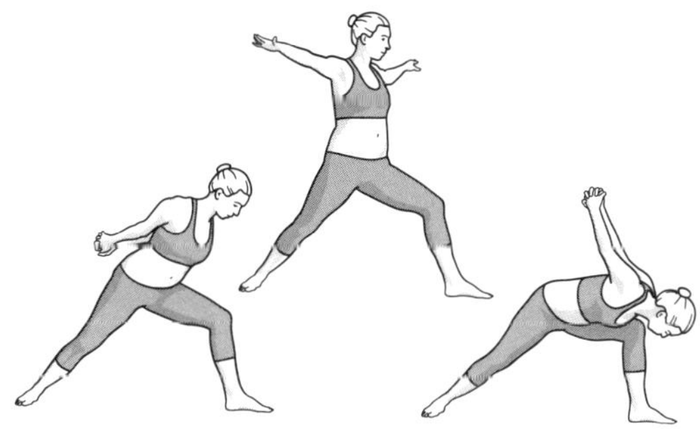

4 Demütiger Krieger

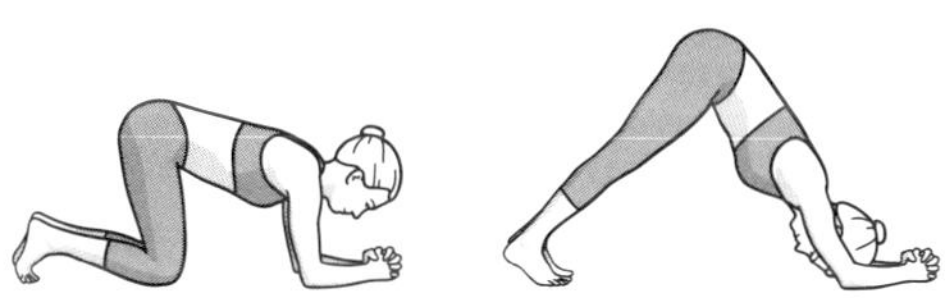

5 Delfin

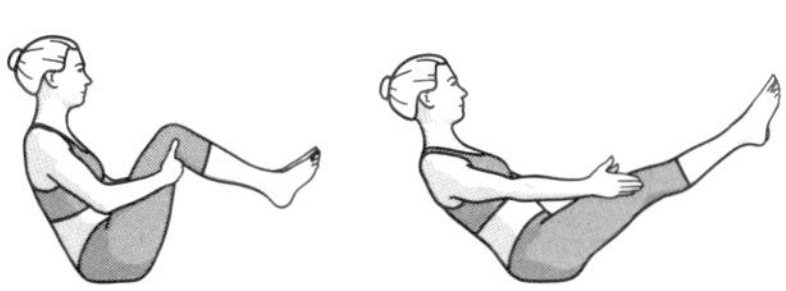

6 Boot

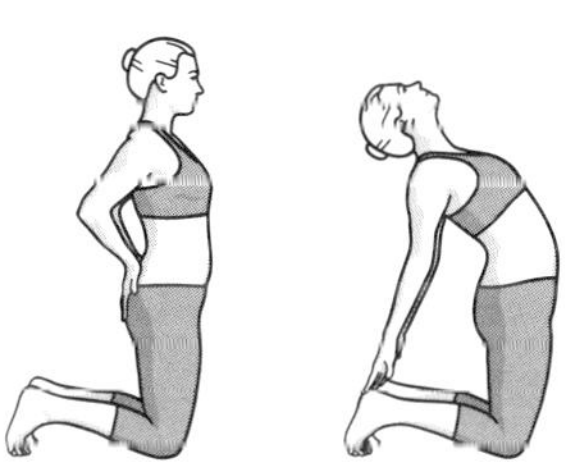

7 Kamel

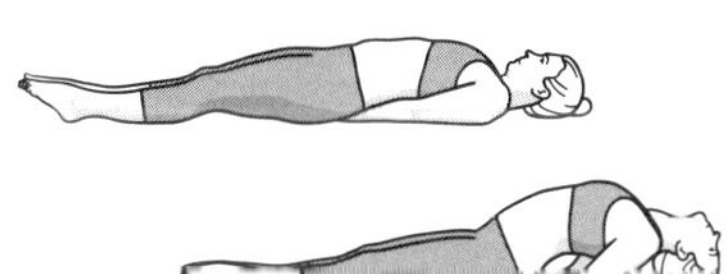

8 Fisch

45 Ausgleichsprogramm für Tennisspieler

Trainingsdauer: 30 Minuten

1 **2** 3

	Übungen	Atemzüge	Seiten-wechsel	Ruhehaltung für 5 Atemzüge	Sätze	Intensität	Seite
1	Elefant durchs Nadelöhr dynamisch	10 dynamisch	x	Kindposition	1	1	121
2	Schwingender Schneidersitz	10 dynamisch		Schneidersitz	2	2	116
3	Kuhgesicht	5 halten	x	Schneidersitz	2	2	118
4	Demütiger Krieger	10 halten	x	Aufrechter Stand	2	2	127
5	Tisch	5 halten	x	Schneidersitz	2	2	133
6	Kamel	10 halten		Kindposition	2	2	123
7	Elefant durchs Nadelöhr aus dem Vierfüßlerstand	10 halten	x	Kindposition	1	1	120
8	Elefant durchs Nadelöhr liegend	10 halten	x	Rückenlage	1	1	136

Wirkung

Tennis verlangt dem Körper einiges ab. Umso wertvoller sind regelmäßige stabilisierende und dehnende Übungen als Verletzungsprophylaxe, für ein besseres Körpergefühl und eine höhere Konzentrationsfähigkeit. Die Wirbelsäule als stabile Mitte sowie die Entspannung der strapazierten Schultern stehen in dieser Einheit im Fokus.

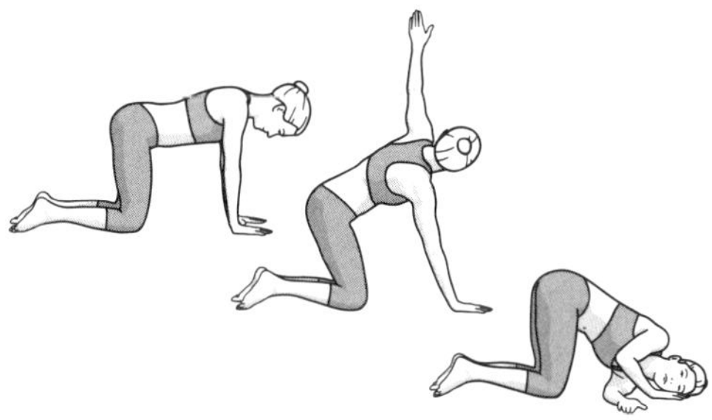

1 Elefant durchs Nadelöhr dynamisch

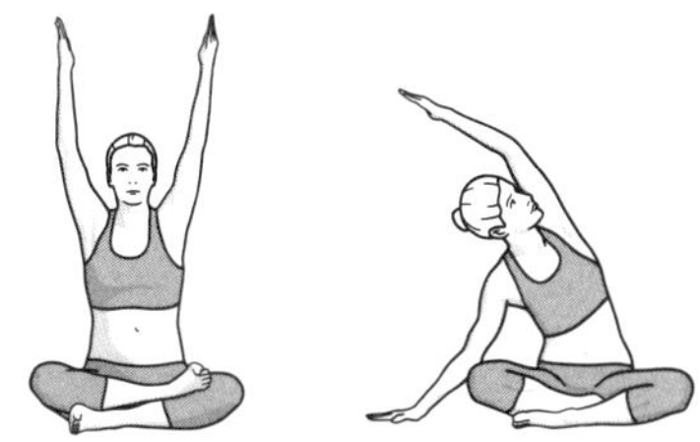

2 Schwingender Schneidersitz

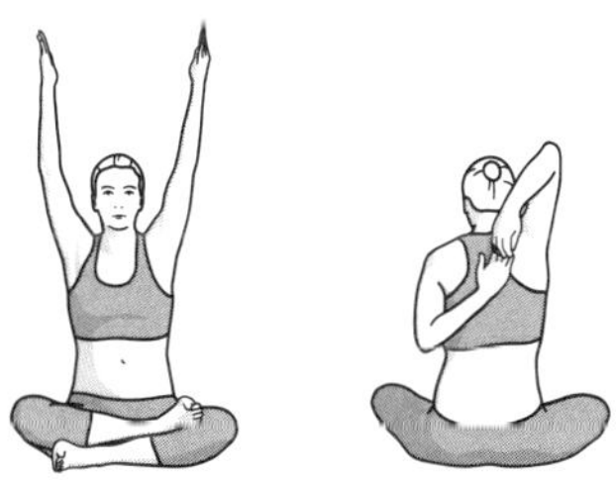

3 Kuhgesicht

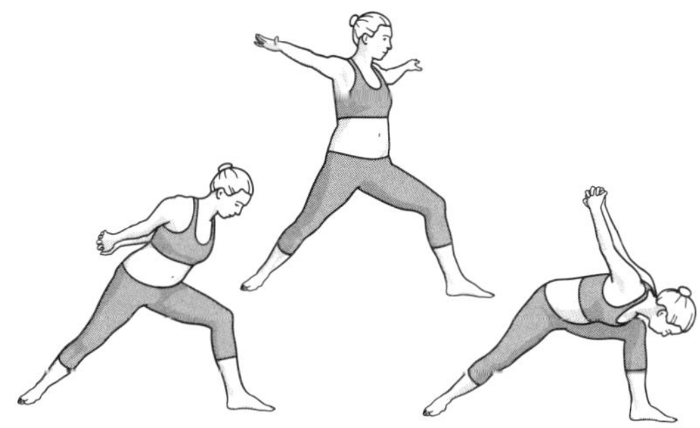

4 Demütiger Krieger

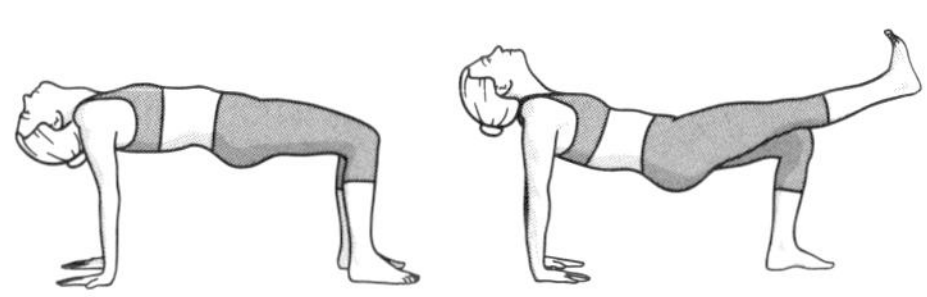

5 Tisch

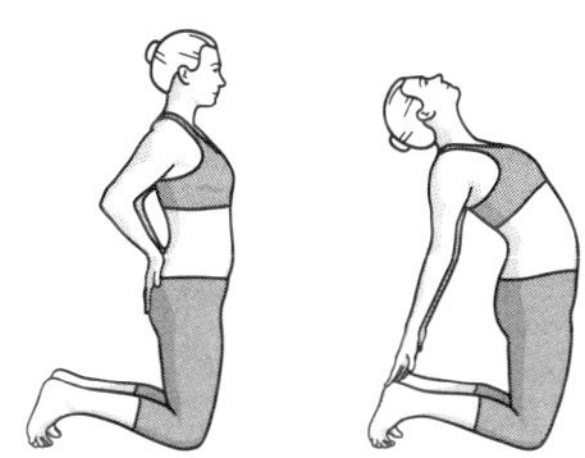

6 Kamel

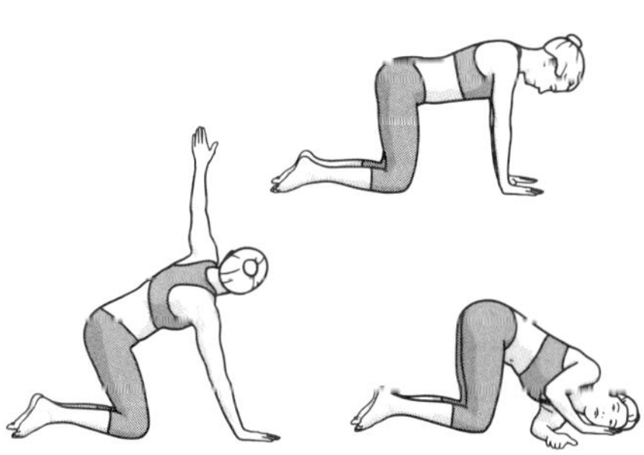

7 Elefant durchs Nadelöhr aus dem Vierfüßlerstand

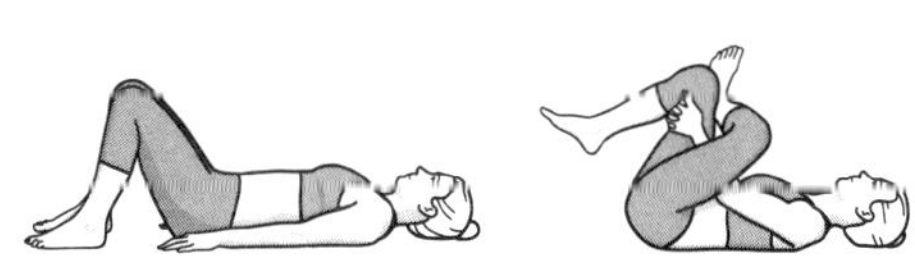

8 Elefant durchs Nadelöhr liegend

46 Stabilisationsprogramm für Golfer

Trainingsdauer: 30 Minuten

1 **2** 3

	Übungen	Atemzüge	Seitenwechsel	Ruhehaltung für 5 Atemzüge	Sätze	Intensität	Seite
1	Drehsitz	10 halten	x	Schneidersitz	1	1	117
2	Hocke mit Rotation	10 dynamisch		Vorbeuge	2	2	119
3	Blitz	10 halten		Aufrechter Stand	2	1	124
4	Gedrehter Blitz	10 halten	x	Aufrechter Stand	2	2	124
5	Gedrehter Winkel	10 halten	x	Kindposition	2	1	128
6	Gedrehtes Dreieck	10 halten	x	Aufrechter Stand	2	2	128
7	Kobra	10 dynamisch		Kindposition	2	1	137
8	Taube	10 halten	x	Kindposition	1	2	137

Wirkung

Dieses Workout ist für Golfer als Ausgleich äußerst sinnvoll. Aus bewegungsmotorischer Betrachtungsweise bedarf es neben Kraft vor allem der Flexibilität, um eine weite Rotation, gute Vorspannung und letztlich eine höhere Schlaggeschwindigkeit zu generieren. Dieses Workout besteht zu einem Großteil aus Drehungen, die gehalten werden, aber auch dynamisch sind und kontrolliert mit der Atmung ausgeführt werden.

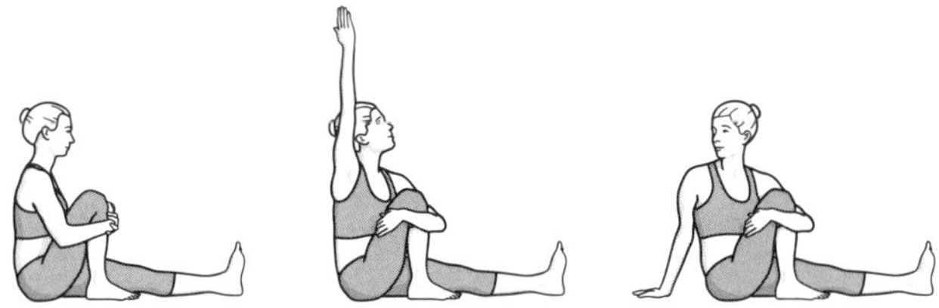

1 Drehsitz

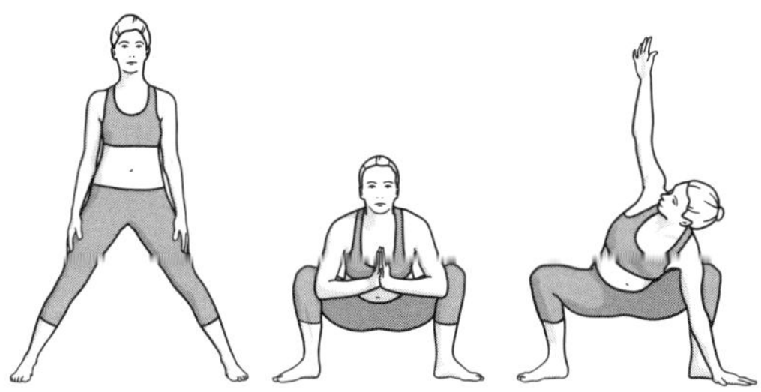

2 Hocke mit Rotation

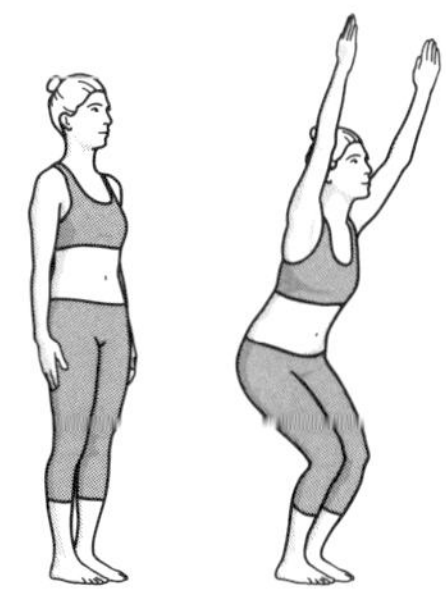

3 Blitz

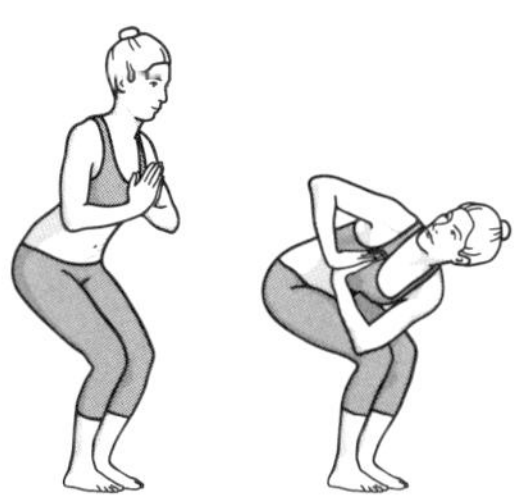

4 Gedrehter Blitz

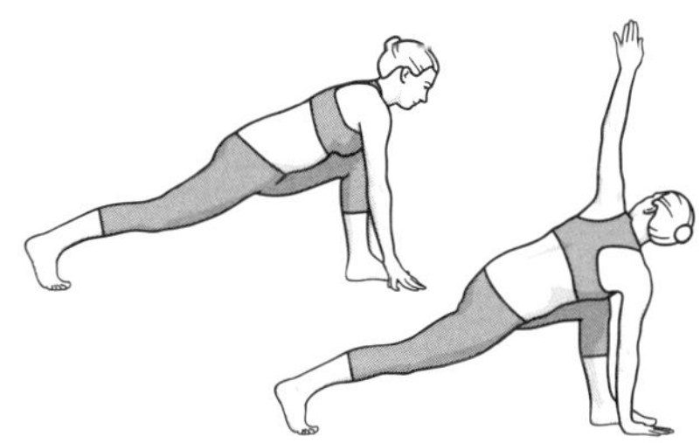

5 Gedrehter Winkel

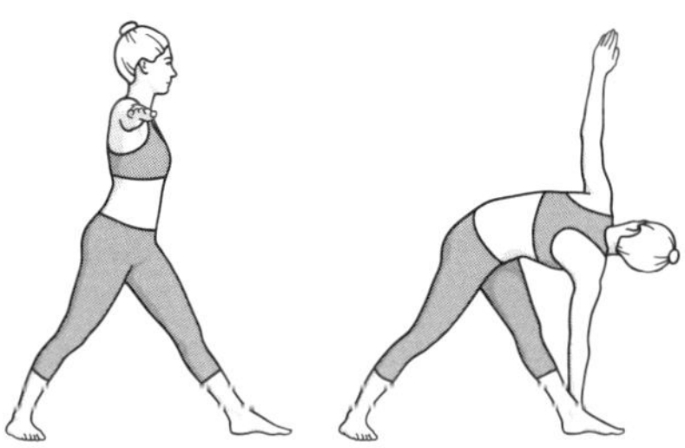

6 Gedrehtes Dreieck

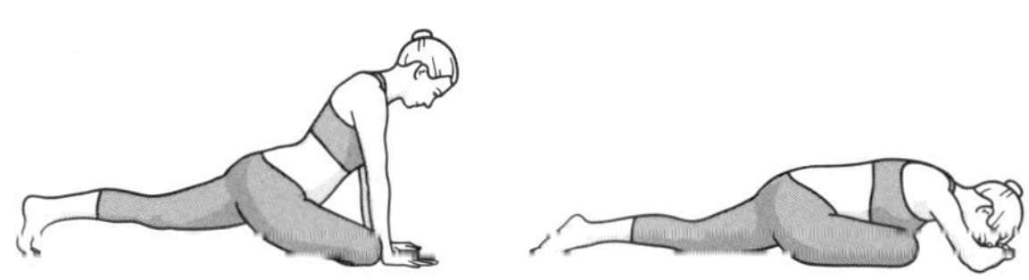

7 Kobra

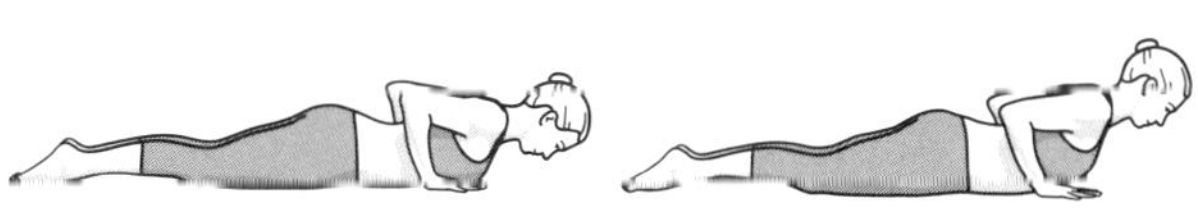

8 Taube

47 Beweglichkeitsprogramm für Kletterer

Trainingsdauer: 30 Minuten

1 **2** 3

	Übungen	Atemzüge	Seitenwechsel	Ruhehaltung für 5 Atemzüge	Sätze	Intensität	Seite
1	Sitzende seitliche Dehnung	10 halten	x	Schneidersitz	1	1	116
2	Hocke mit Rotation	10 dynamisch		Vorbeuge	2	2	119
3	Dreibeiniger Hund	10 halten	x	Kindposition	2	2	131
4	Hand-Fuß-Haltung zur Seite	5 halten	x	Aufrechter Stand	2	3	125
5	Gestreckter Winkel	10 halten	x	Aufrechter Stand	2	2	128
6	Schwingender Krieger	10 dynamisch	x	Aufrechter Stand	2	2	129
7	Delfin	10 halten		Kindposition	2	2	133
8	Krähe	5 halten		Vorbeuge	3	3	134

Wirkung

Yoga ist für Kletterer eine perfekte Ergänzung, um den für die Sportart benötigten Bewegungsradius zu erweitern. Die seitlichen Dehnungen erweitern die Überkopfmobilität, also die Fähigkeit, weit nach oben zu greifen. Armbalancen wie bei der Krähe sind als eine kleine Challenge für die Stabilität und vor allem die Konzentration zu sehen. Denn nichts ist beim Klettern von größerer Bedeutung als die absolute Fokussierung auf das gegenwärtige Handeln.

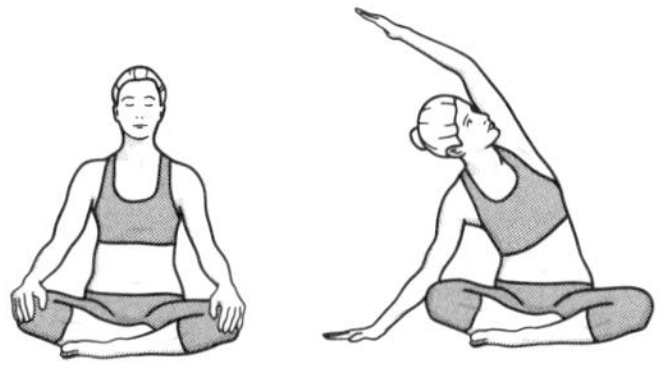

1 Sitzende seitliche Dehnung

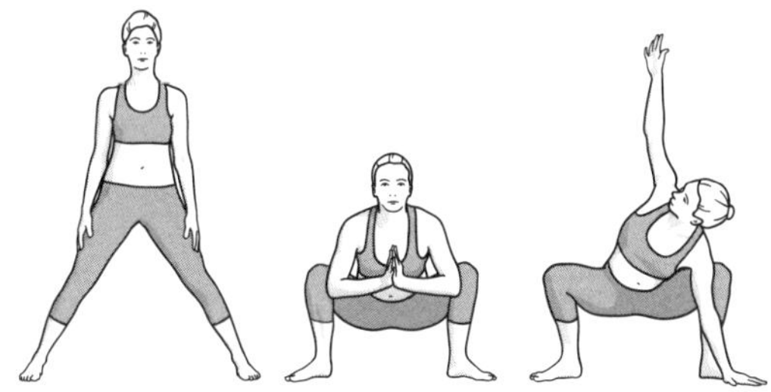

2 Hocke mit Rotation

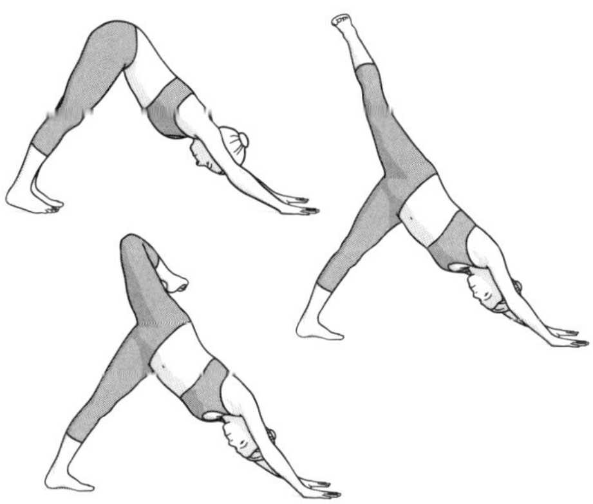

3 Dreibeiniger Hund

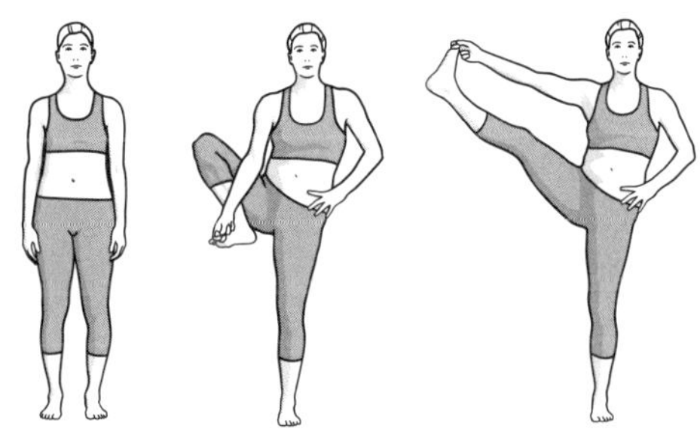

4 Hand-Fuß-Haltung zur Seite

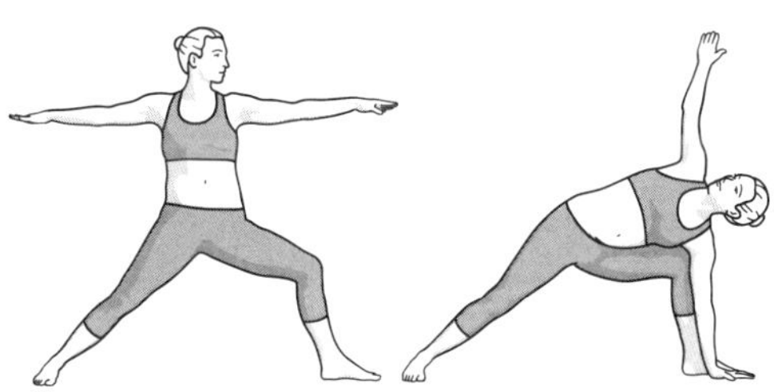

5 Gestreckter Winkel

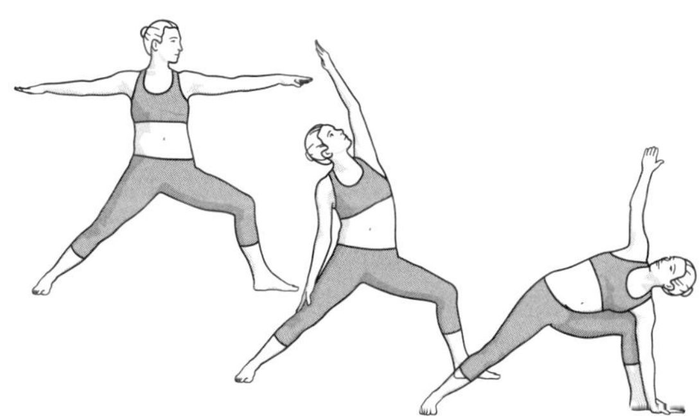

6 Schwingender Krieger

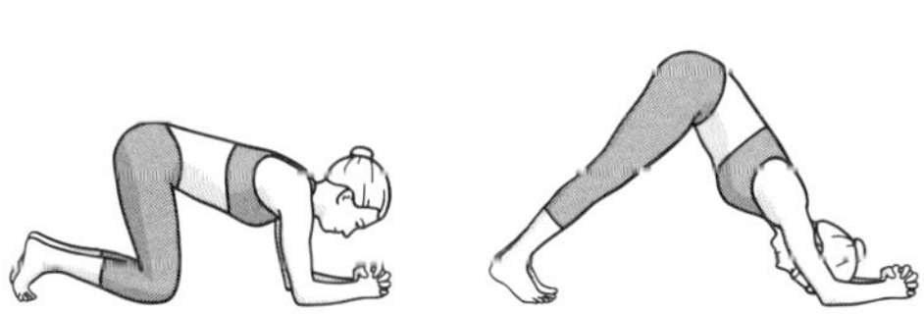

7 Delfin

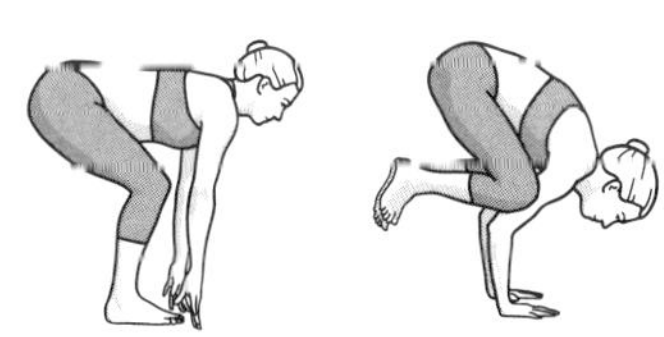

8 Krähe

48 Beweglichkeitsprogramm für Fußballer

Trainingsdauer: 30 Minuten

1 **2** 3

	Übungen	Atemzüge	Seiten-wechsel	Ruhehaltung für 5 Atemzüge	Sätze	Intensität	Seite
1	Hocke	10 halten		Vorbeuge	2	1	119
2	Stehende Grätsche	10 halten		Aufrechter Stand	2	1	129
3	Sprinter	10 halten	x	Kindposition	2	1	122
4	Pyramide	10 halten	x	Kindposition	2	1	121
5	Dreibeiniger Hund	10 halten	x	Kindposition	2	2	131
6	Krieger 2	10 halten	x	Aufrechter Stand	2	1	126
7	Dreieck	10 halten	x	Aufrechter Stand	2	2	127
8	Happy Child	10 halten		Rückenlage	1	1	134

Wirkung

Auch im Volkssport Nummer eins ist Yoga bereits angekommen, und das zu Recht. Dieses Workout ist eine perfekte Ergänzung für jeden Trainingsplan. Im Fokus stehen in erster Linie die Beweglichkeit der hinteren Muskelkette der Beine und der Oberschenkelinnenseite sowie die des Hüftbeugers. Das Programm unterstützt die Regeneration nach dem Training und beugt Verletzungen vor.

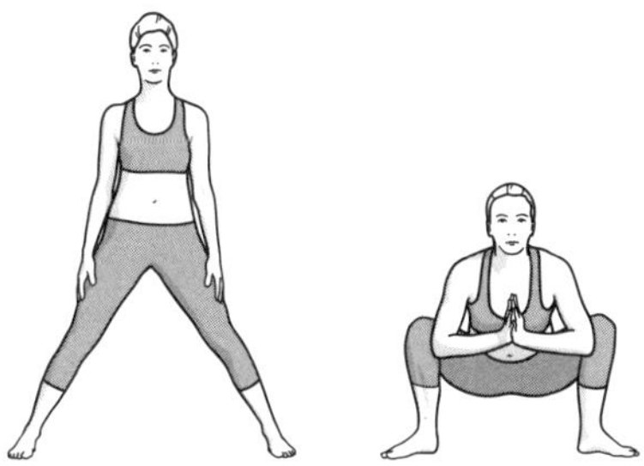

1 Hocke

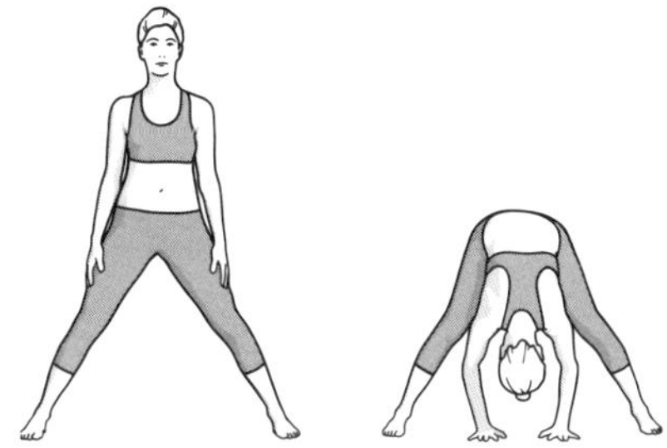

2 Stehende Grätsche

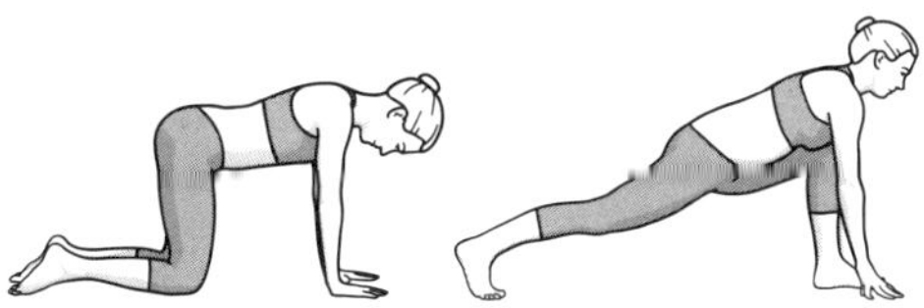

3 Sprinter

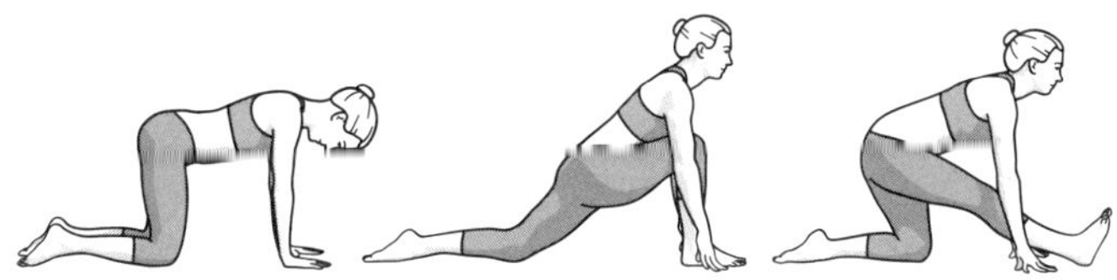

4 Pyramide

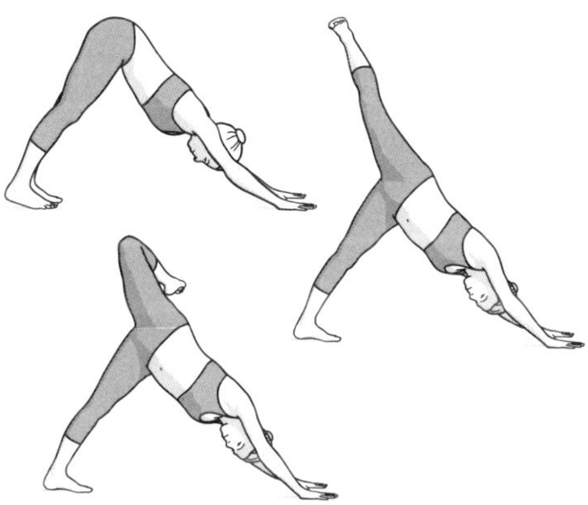

5 Dreibeiniger Hund

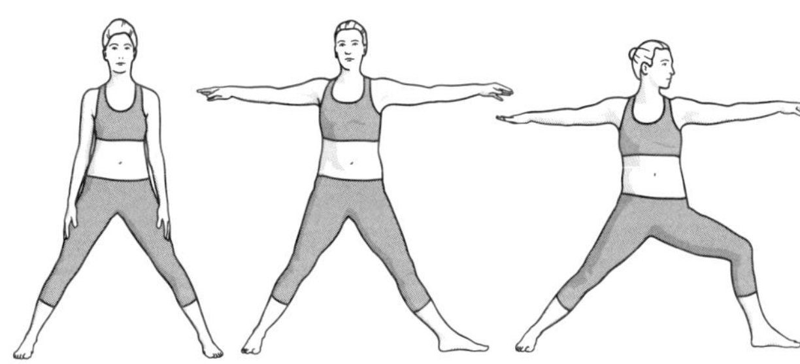

6 Krieger 2

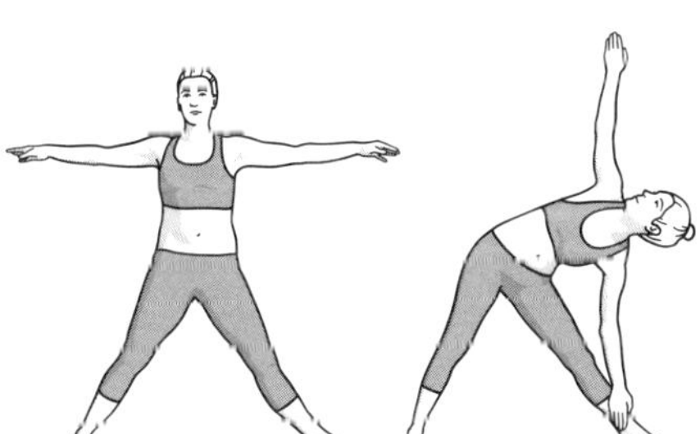

7 Dreieck

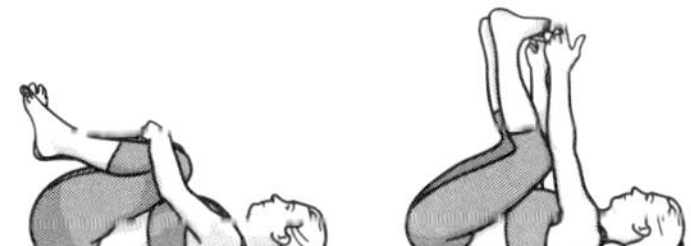

8 Happy Child

49 Stabilisationsprogramm für Basketballer

Trainingsdauer: 30 Minuten

1 **2** 3

	Übungen	Atemzüge	Seiten-wechsel	Ruhehaltung für 5 Atemzüge	Sätze	Intensität	Seite
1	Kreisatmung	10 dynamisch		Aufrechter Stand	2	1	123
2	Baum	10 halten		Aufrechter Stand	1	2	124
3	Krieger 1	10 halten	x	Aufrechter Stand	2	1	126
4	Dreibeiniger Hund	10 halten	x	Kindposition	2	2	131
5	Tänzer	5 halten	x	Aufrechter Stand	2	2	125
6	Dynamischer Sprinter	10 dynamisch	x	Aufrechter Stand	1	2	122
7	Sitzende seitliche Dehnung	10 halten	x	Schneidersitz	1	1	116
8	Taube	10 halten	x	Kindposition	1	2	137

Wirkung

Auf den ersten Blick erwarten Sie in diesem Workout viele stehende Haltungen, und das aus gutem Grund. Basketball ist eine schnelle und sprunglastige Sportart. Stabile Sprunggelenke und eine ebensolche Beinachse sind wichtig für eine langfristig verletzungsfreie Karriere als Spieler. Neben der Stabilisation fließen auch immer wieder hüftöffnende Elemente beim Üben mit ein, um das Becken und die Wirbelsäule mobil zu halten.

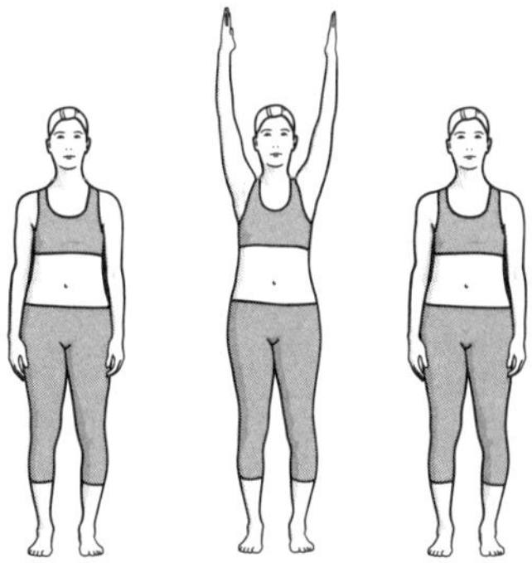

1 Kreisatmung

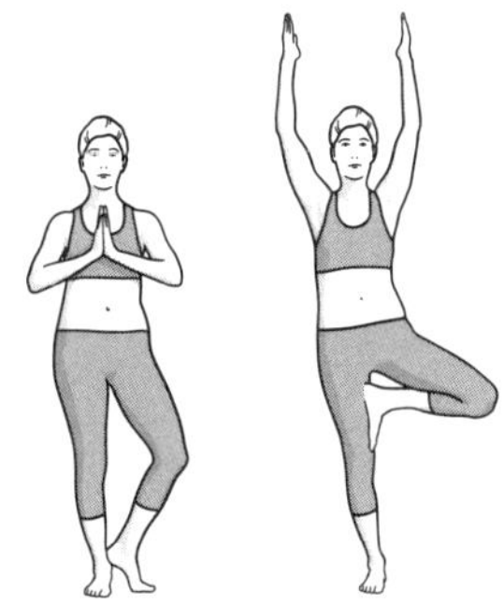

2 Baum

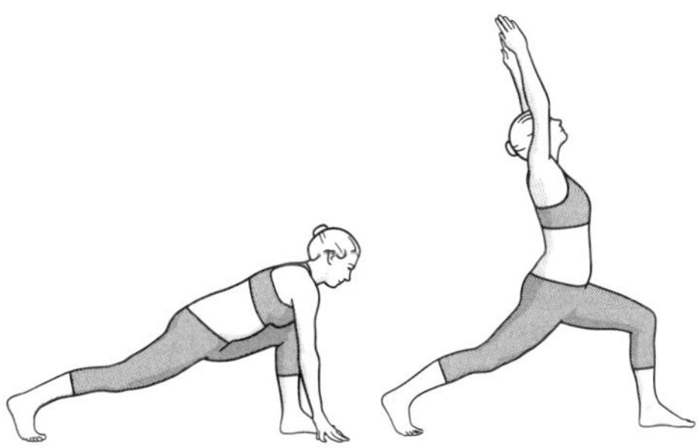

3 Krieger 1

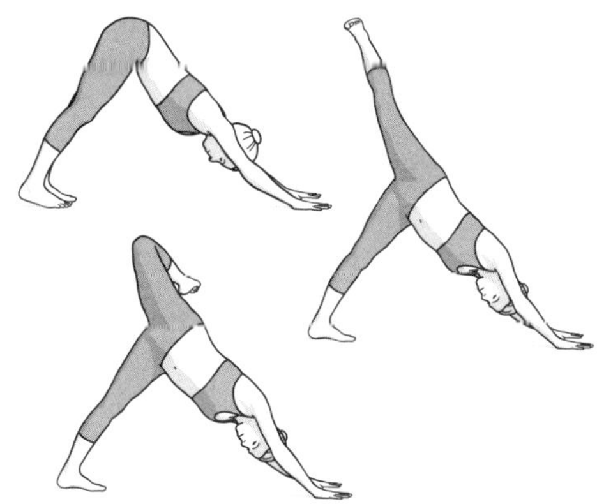

4 Dreibeiniger Hund

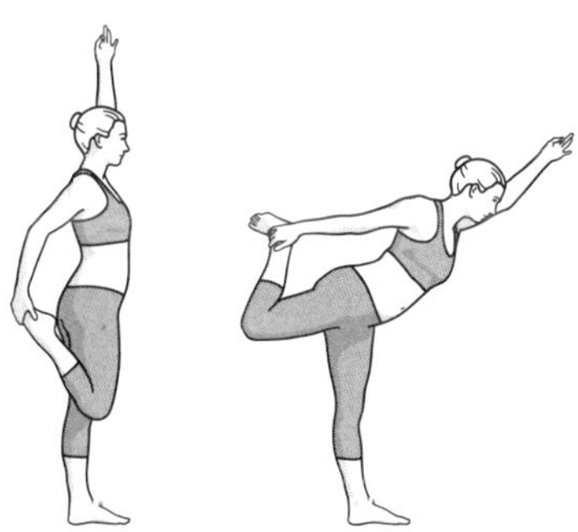

5 Tänzer

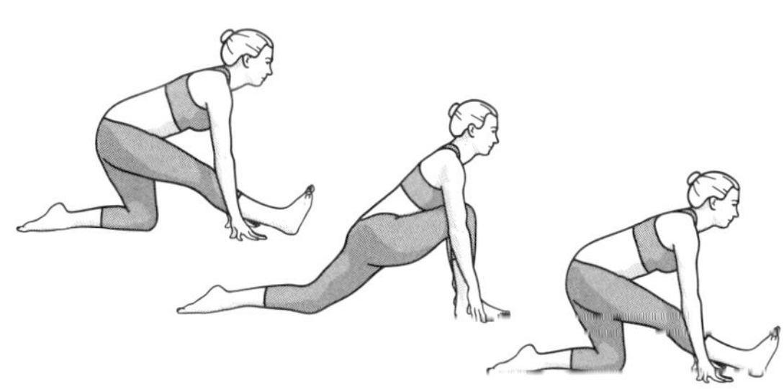

6 Dynamischer Sprinter

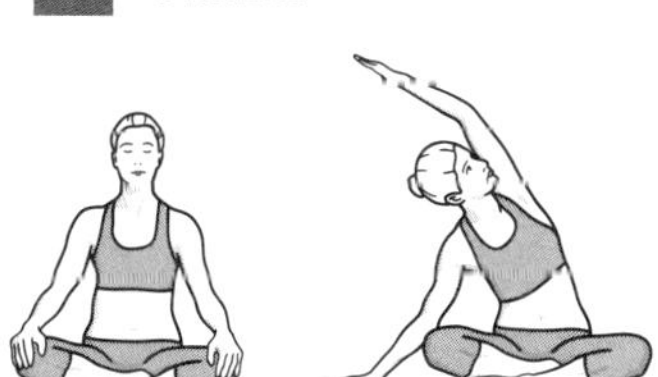

7 Sitzende seitliche Dehnung

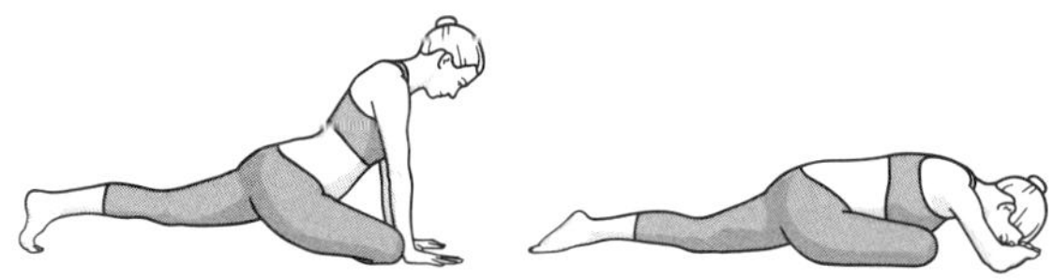

8 Taube

50 Schulterentspannungsprogramm für Handballer

Trainingsdauer: 30 Minuten

1 **2** 3

	Übungen	Atemzüge	Seiten-wechsel	Ruhehaltung für 5 Atemzüge	Sätze	Intensität	Seite
1	Elefant durchs Nadelöhr dynamisch	10 dynamisch	x	Kindposition	1	1	121
2	Schwingender Schneidersitz	10 dynamisch		Schneidersitz	1	1	116
3	Kuhgesicht	10 halten	x	Schneidersitz	2	2	118
4	Herabschauender Hund	10 halten		Kindposition	2	1	131
5	Demütiger Krieger	10 halten	x	Aufrechter Stand	2	2	127
6	Gedrehter Blitz	10 halten	x	Vorbeuge	2	2	124
7	Dynamischer Sprinter	10 dynamisch	X	Kindposition	1	2	122
8	Kamel	5 halten		Kindposition	3	2	123

Wirkung

Die körperlichen Belastungen im Handball sind groß. Umso wichtiger ist es, nach harten Trainingseinheiten und intensiven Spielen auch wieder für Erholung zu sorgen. Dieses Programm bewegt und dehnt die Schultern sanft in alle Richtungen durch.

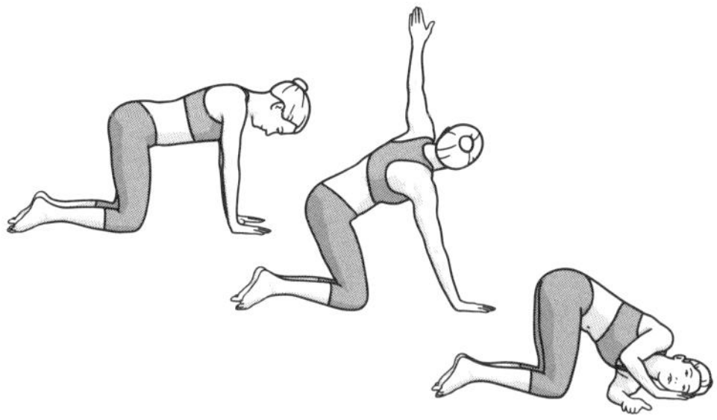

1 Elefant durchs Nadelöhr dynamisch

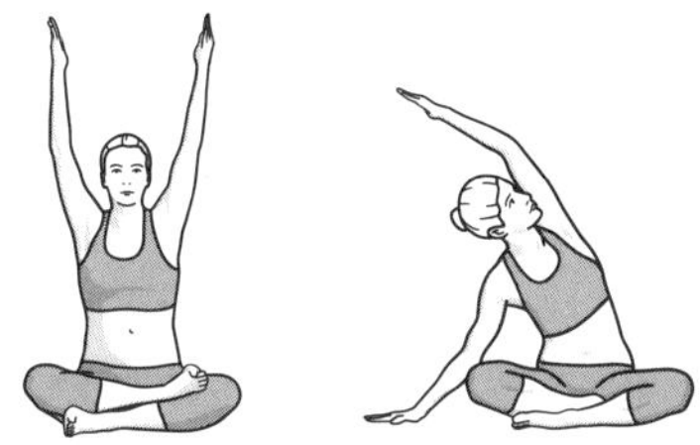

2 Schwingender Schneidersitz

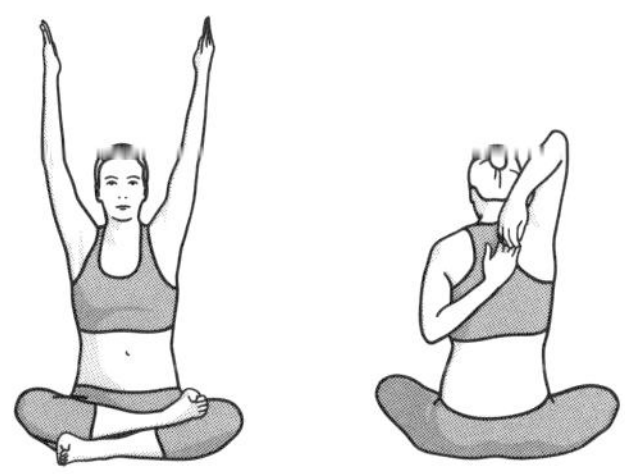

3 Kuhgesicht

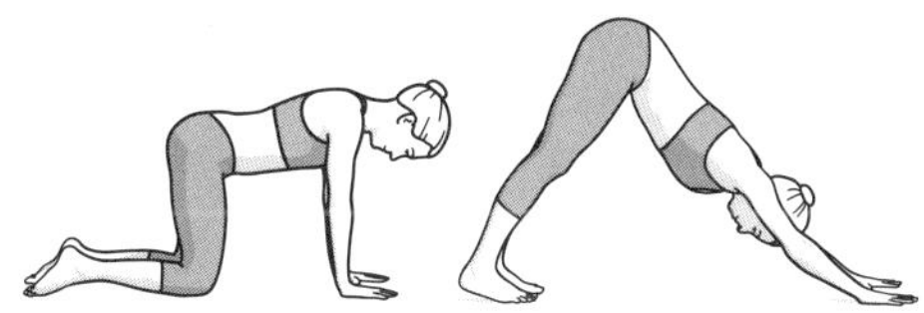

4 Herabschauender Hund

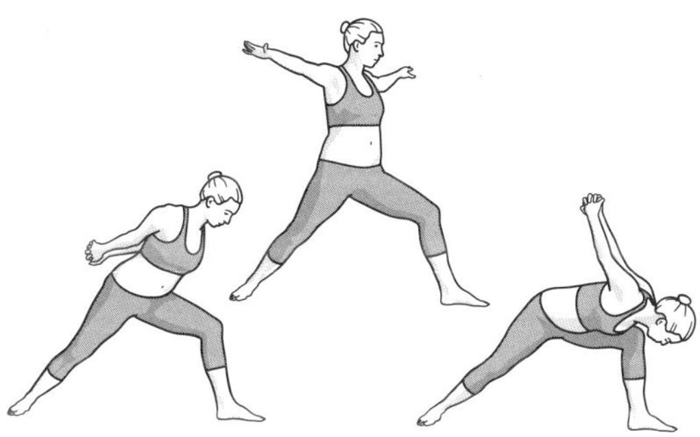

5 Demütiger Krieger

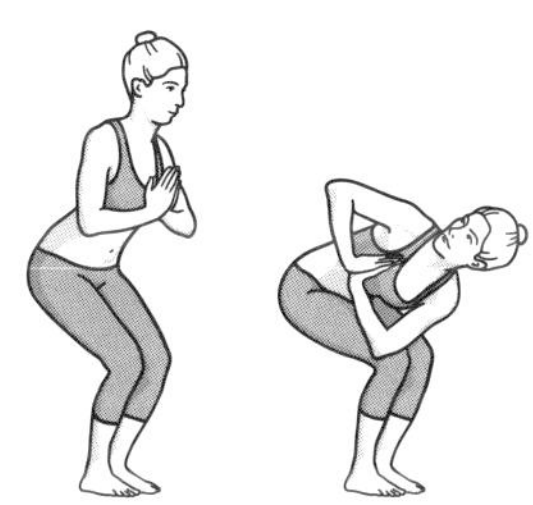

6 Gedrehter Blitz

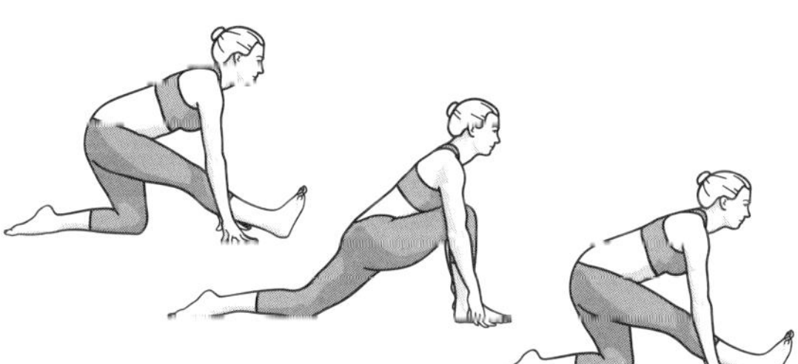

7 Dynamischer Sprinter

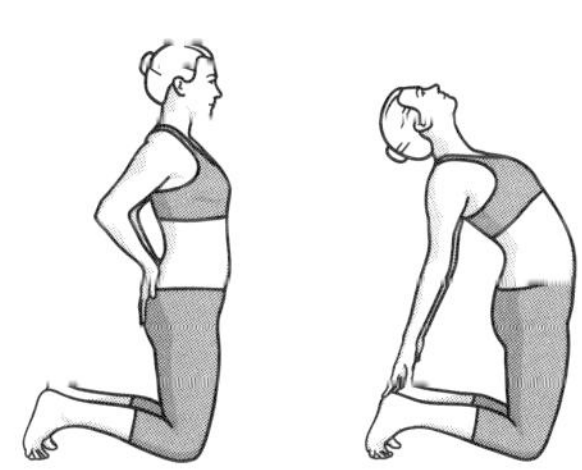

8 Kamel

Die Übungen

3

Haltungen im Sitzen

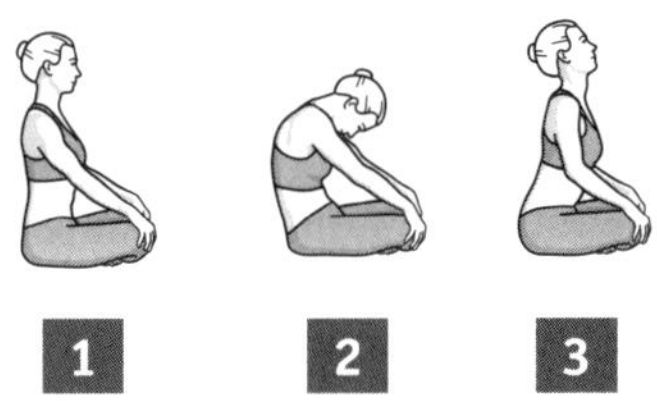

Wirbelsäulenmobilisation

1. Einen aufrechten Schneidersitz einnehmen, die Hände umgreifen die Knie.
2. Den Rücken nach hinten runden und die gesamte Wirbelsäule vom Kopf bis zum Becken einrollen. Die Schultern weg von den Ohren nach unten ziehen.
3. Die Wirbelsäule aufrichten. Das Becken nach vorn kippen und das Brustbein nach vorn oben schieben, den Blick dabei nach oben richten.

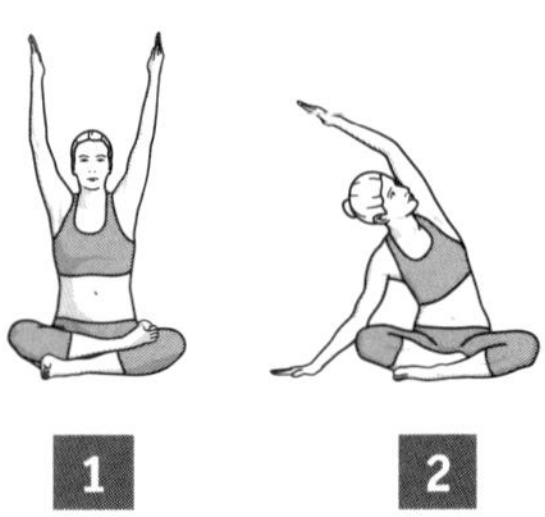

Schwingender Schneidersitz

1. Mit dem Einatmen im aufrechten Schneidersitz die Arme über die Seite nach oben anheben. Die Arme sind mindestens schulterbreit geöffnet und die Schultern ziehen weg von den Ohren nach unten.
2. Den Oberkörper nach rechts neigen. Mit der rechten Hand abstützen und den linken Arm weit nach rechts oben strecken. Dabei ausatmen. Den Bewegungsablauf anschließend zur anderen Seite wiederholen. Einatmend die Arme nach oben bringen und den Rumpf mit dem Ausatmen nach links neigen.

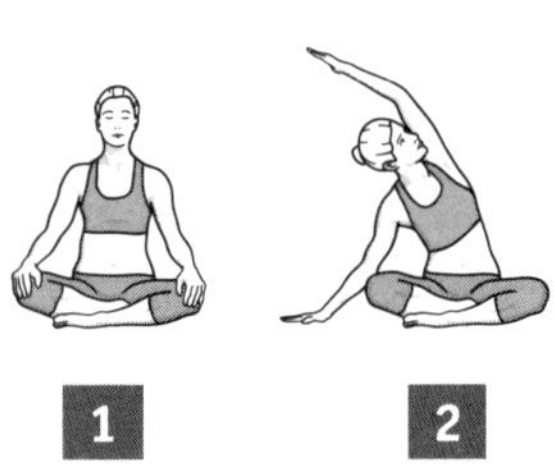

Sitzende seitliche Dehnung

1. Im aufrechten Schneidersitz beginnen.
2. Den Oberkörper nach rechts neigen. Mit der rechten Hand abstützen und den linken Arm weit nach rechts oben strecken.

Hinweis:
In die Dehnung auf der linken Körperaußenseite hineinspüren.

Drehsitz

1. Im aufrechten Sitz das linke Bein nach vorn austrecken. Das rechte Bein so anstellen, dass der Fuß auf Höhe des linken Knies steht.
2. Mit dem Einatmen das rechte Bein mit dem linken Arm umarmen. Den rechten Arm nach oben strecken, um die Wirbelsäule aufzurichten.
3. Mit dem Ausatmen den Oberkörper zur rechten Seite drehen und mit der rechten Hand abstützen. Der Blick zeigt über die rechte Schulter.

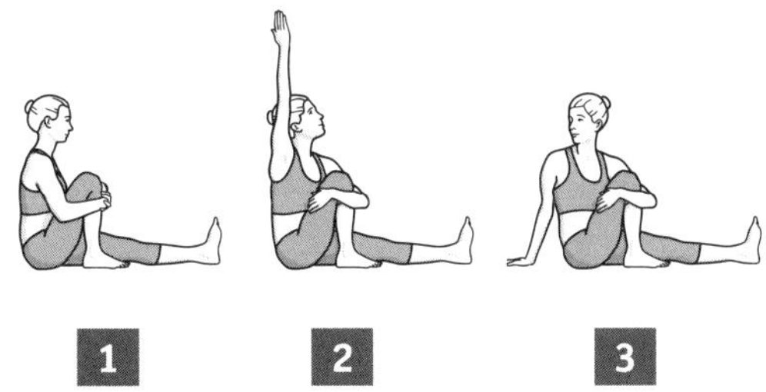

Sitzende Vorbeuge

1. Im aufrechten Sitz mit nach vorn ausgestreckten Beinen beginnen. Die Fersen nach vorn drücken und die Zehen heranziehen. Der Scheitel schiebt sich nach oben.
2. Den Oberkörper aus der Hüfte nach vorn neigen. Mit den Händen die Füße oder Sprunggelenke umgreifen. Nun den Rumpf sanft nach unten ziehen.

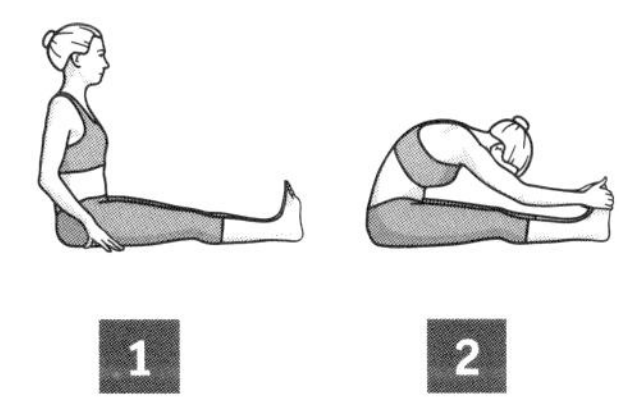

Halbe sitzende Grätsche

1. In einem aufrechten Schneidersitz beginnen.
2. Das linke Bein zur Seite strecken, das rechte bleibt gebeugt. Den Oberkörper bewusst aufrichten und die Arme nach oben strecken.
3. Den Rumpf aus der Hüfte zur Seite neigen. Die linke Hand am Boden absetzen, der rechte Arm bleibt nach oben gestreckt.

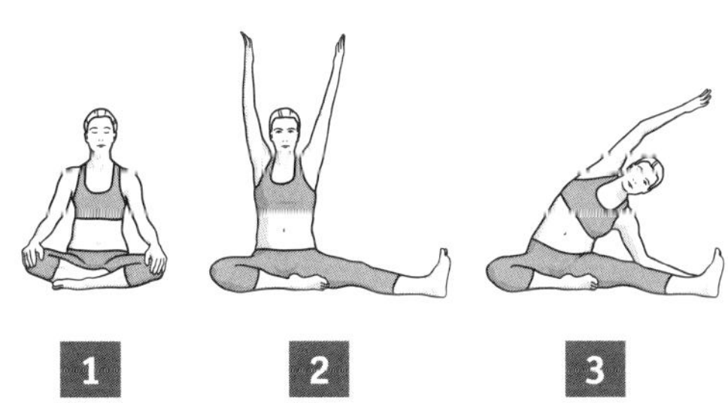

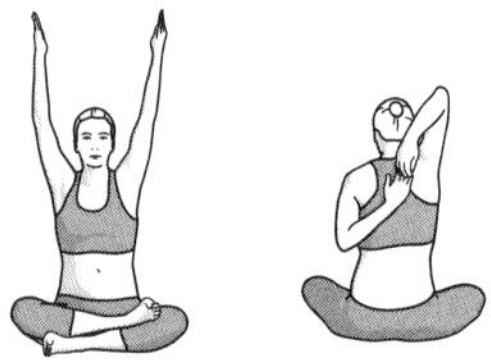

1 2

Kuhgesicht

1. Mit dem Einatmen im aufrechten Schneidersitz die Arme über die Seite nach oben anheben. Die Arme sind mindestens schulterbreit geöffnet und die Schultern ziehen weg von den Ohren nach unten.
2. Mit dem Ausatmen den linken Arm nach unten führen und hinter dem Rücken von unten nach oben greifen. Den rechten Arm anwinkeln und mit der rechten Hand von oben die linke Hand greifen.

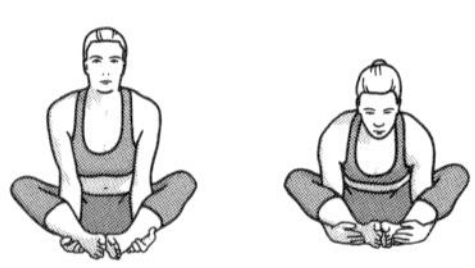

1 2

Schildkröte

1. Im Sitzen die Beine leicht beugen und die Fußsohlen aneinanderlegen, die Knie fallen nach außen. Nach vorn neigen und mit den Händen von innen um die Unterschenkel herum beide Füße an den Außenseiten umgreifen.
2. Mit den Händen vorn festhalten und den Rücken rund nach hinten wegschieben. Die Schulterblätter dehnen sich dabei auseinander.

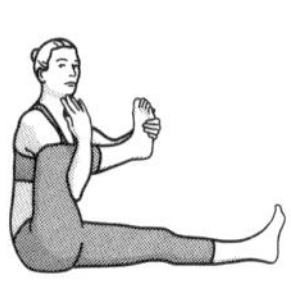

Hüftwiegen

Im aufrechten Sitz das rechte Bein anbeugen und zum Oberkörper heranziehen. Das linke Bein ist gestreckt am Boden. Das rechte Knie in die rechte Ellenbeuge legen und den rechten Fuß mit der linken Hand umgreifen. Das Bein nah am Oberkörper halten und sanft nach rechts und links wiegen.

Sitzende Grätsche

1. In einen aufrechten Sitz kommen und die Beine gestreckt nach außen öffnen.
2. Mit gestrecktem Oberkörper aus dem Becken heraus nach vorn neigen. Dabei die Zehen seitlich mit den Händen umgreifen.

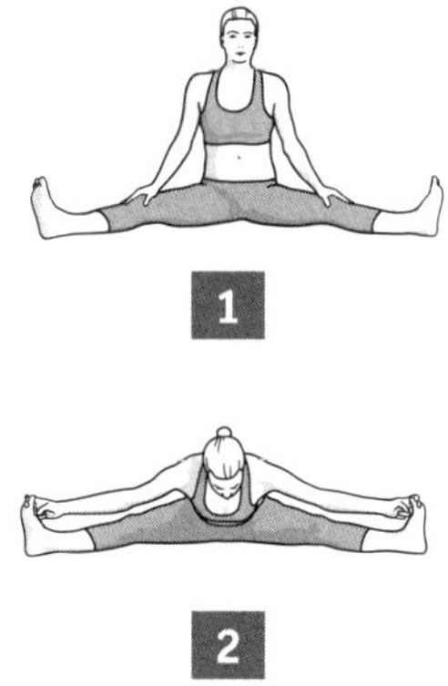

Hinweis:
In der Schlussposition alternativ die gestreckten Arme mit den Handflächen nach unten vorn auf dem Boden ablegen.

Hocke

1. Im aufrechten Stand die Füße etwas weiter als schulterbreit öffnen und um etwa 45 Grad nach außen drehen.
2. Die Knie beugen und das Gesäß in Richtung Boden absenken. Die Knie schieben dabei nach außen. Vor dem Brustbein die Handflächen aneinanderlegen und mit den Ellenbogen sanft die Knie auseinanderschieben. Dabei das Brustbein anheben und die Wirbelsäule aufrecht halten.

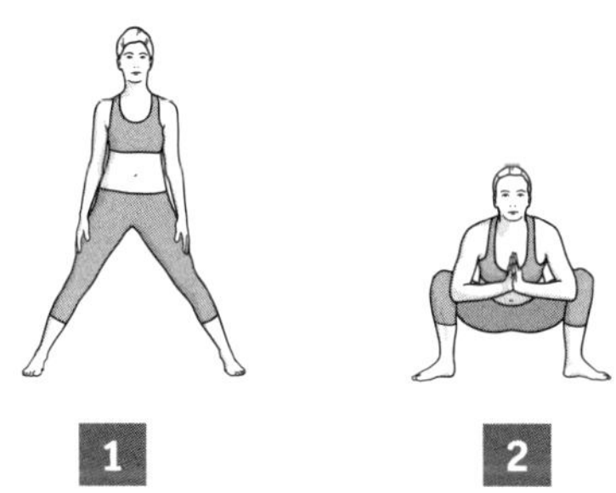

Hocke mit Rotation

1. Im aufrechten Stand die Füße etwas weiter als schulterbreit öffnen und um etwa 45 Grad nach außen drehen.
2. Die Knie beugen und das Gesäß in Richtung Boden ab senken, die Knie schieben dabei nach außen. In die Hocke kommen.
3. Mit dem Einatmen die linke Hand vor dem linken Fuß aufstellen und den rechten Arm nach rechts oben öffnen. Der gesamte Oberkörper dreht sich nach rechts mit. Der Blick zeigt zur Hand. Mit dem Ausatmen die rechte Hand zum Boden führen und den Bewegungsablauf auf der linken Seite wiederholen.

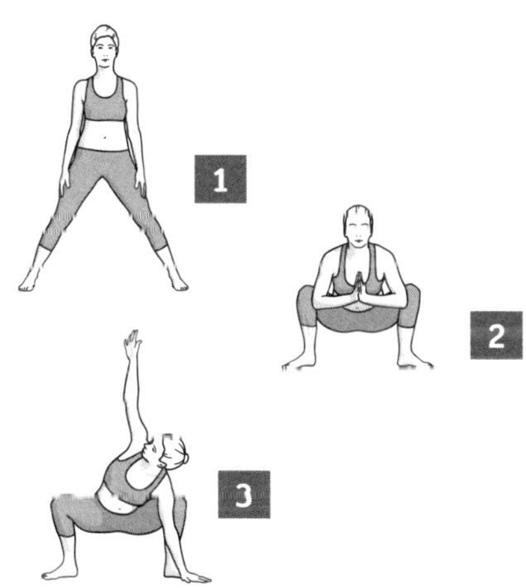

Halbes Boot

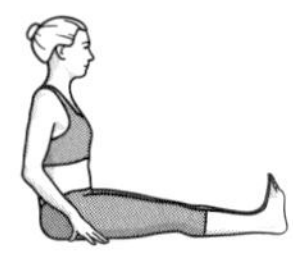

1

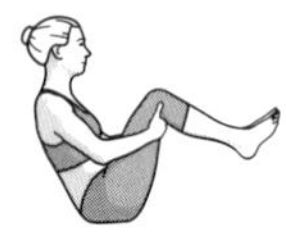

2

1. Im aufrechten Sitz mit nach vorn gestreckten Beinen beginnen. Die Fersen schieben nach vorn, während die Zehen herangezogen werden. Der Scheitel strebt nach oben.
2. Die Füße anstellen und den aufrechten Oberkörper leicht nach hinten neigen. Die Füße nun vom Boden lösen und die Unterschenkel parallel zum Boden anheben. Die Hände in den Kniekehlen einhaken. Die Arme dürfen leicht gebeugt sein.

Boot

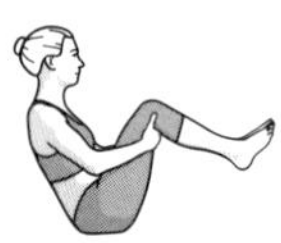

1

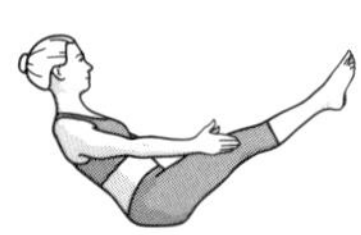

2

1. Im halben Boot beginnen und die Wirbelsäule gestreckt halten. Die Füße anstellen und den aufrechten Oberkörper leicht nach hinten neigen. Die Füße vom Boden lösen und die Unterschenkel parallel zum Boden anheben. Die Hände in den Kniekehlen einhaken.
2. Die Knie durchstrecken. Der Oberkörper bildet mit den Beinen ein V. Die Beine schließen und die Fußinnenkanten und die Knie zusammendrücken. Das Brustbein nach vorn oben anheben. Die Arme strecken.

Haltungen im Knien

Elefant durchs Nadelöhr aus dem Vierfüßlerstand

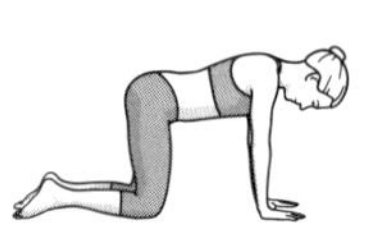

1

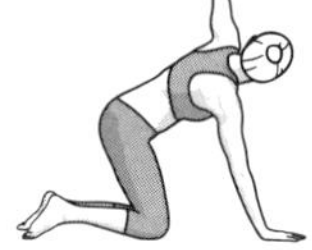

2

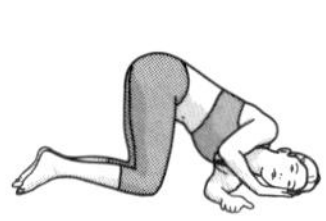

3

1. Einen Vierfüßlerstand einnehmen mit den Händen unter den Schultern. Die Knie sind hüftbreit geöffnet, die Wirbelsäule ist gestreckt und stabil, der Blick zeigt nach unten auf die Matte. Die Füße sind abgelegt.
2. Mit dem Einatmen die linke Hand lösen und mit dem Oberkörper weit nach links oben aufdrehen. Die linke Schulter steht über der rechten. Beide Arme sind gestreckt. Der Blick zeigt nach oben zur linken Hand.
3. Mit dem linken Arm unter dem rechten durchschieben, bis die linke Schulter auf dem Boden aufliegt. Den Kopf ablegen und mit der rechten Hand weiter stützen.

Hinweis:
In der Schlussposition alternativ die gestreckten Arme mit den Handflächen nach unten vorn auf dem Boden ablegen.

Elefant durchs Nadelöhr dynamisch

Diese Übung wird wie der Elefant durchs Nadelöhr aus dem Vierfüßlerstand ausgeführt und ist die dynamische Variante. Nach dem Ablegen der Schulter in einer fließenden Bewegung wieder nach oben öffnen.

Pyramide

1. Einen Vierfüßlerstand einnehmen mit den Händen unter den Schultern. Die Knie sind hüftbreit geöffnet. Die Wirbelsäule ist gestreckt und stabil, der Blick zeigt nach unten auf die Matte.
2. Den rechten Fuß nach vorn zwischen die Hände stellen.
3. Die Wirbelsäule in die Länge ziehen und mit dem Gesäß nach hinten schieben. Die Ferse aufstellen, sodass die Fußspitzen nach oben zeigen. Beide Hüftknochen bleiben auf einer Höhe. Mit geradem Oberkörper und gestreckten Armen nach unten zum rechten Bein absenken.

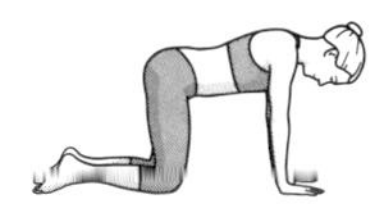

1

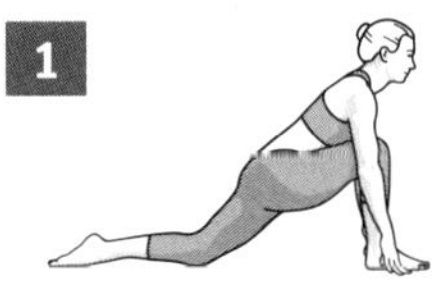

2

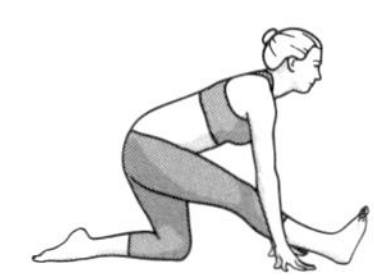

3

Kleiner Sprinter

1. Einen Vierfüßlerstand einnehmen mit den Händen unter den Schultern. Die Knie sind hüftbreit geöffnet. Die Wirbelsäule ist gestreckt und stabil, der Blick zeigt nach unten auf die Matte.
2. Den rechten Fuß nach vorn zwischen die Hände stellen. Das rechte Knie beugen und nach vorn schieben. Das linke Knie bleibt am Boden. Der linke Hüftknochen sinkt nach unten, den Oberkörper aufrichten.

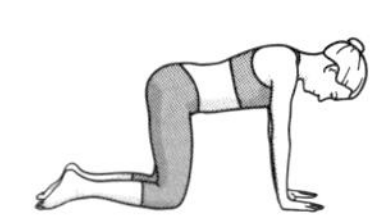

1

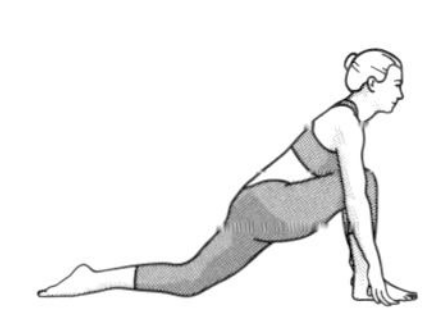

2

1

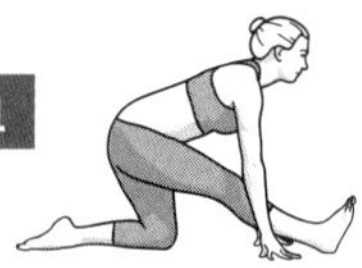

2

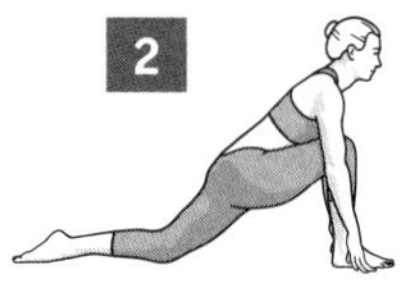

3

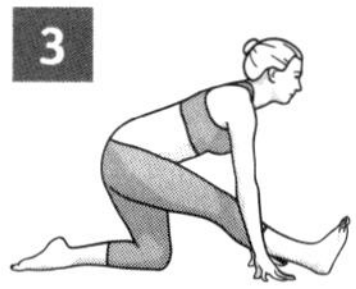

Dynamischer Sprinter

1. Ausatmen und in der Pyramide starten. Der rechte Fuß steht vorn zwischen den Händen. Den Oberkörper gestreckt nach unten absenken zum rechten Bein.
2. Mit dem Einatmen das Gewicht nach vorn verlagern. Das rechte Knie beugen und das hintere stecken. Den vorderen Fuß ganz aufstellen und den Oberkörper nach vorn und oben anheben in die Position des kleinen Sprinters.
3. Mit dem Ausatmen in die Pyramide zurückschieben und den Bewegungsablauf fließend wiederholen.

1

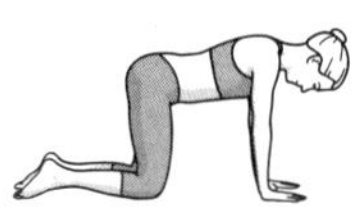

2

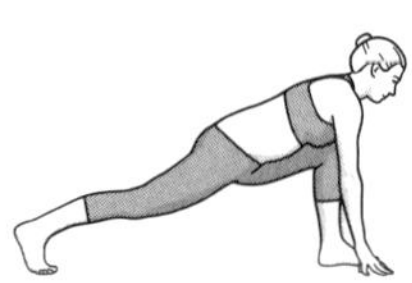

Sprinter

1. Einen Vierfüßlerstand einnehmen mit den Händen unter den Schultern. Die Knie sind hüftbreit geöffnet. Die Wirbelsäule ist gestreckt und stabil, der Blick zeigt nach unten auf die Matte.
2. Den linken Fuß nach vorn zwischen die Hände stellen. Das rechte Bein nach hinten strecken und die Zehen aufstellen. Das hintere Knie ist vom Boden abgehoben. Den Rücken strecken und die Schultern von den Ohren wegziehen.

1

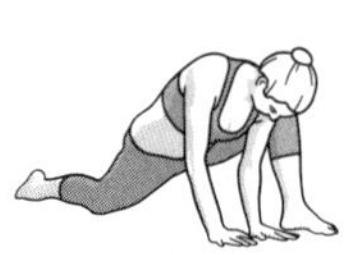

2

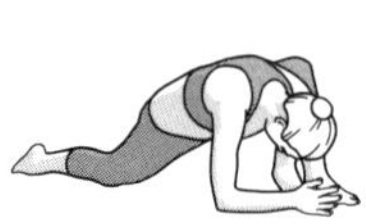

Eidechse

1. In einen tiefen Ausfallschritt kommen. Der linke Fuß steht an der Außenseite der linken Hand. Das rechte Bein liegt so lang gestreckt wie möglich auf dem Boden. Die Wirbelsäule ist lang. Der Blick geht nach unten zum Boden. Die Position ähnelt dem Sprinter, mit dem Unterschied, dass hier das hintere Knie abgelegt wird.
2. Von den Händen auf die Unterarme absenken. Den Rücken so gestreckt wie möglich halten. Mit dem Scheitel nach vorn ziehen. Die linke Schulter befindet sich an der Innenseite des linken Beins.

Kamel

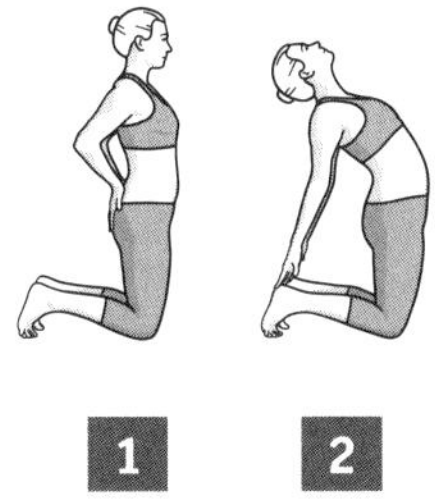

1. Im Kniestand die Zehen anstellen. Das Becken und den Oberkörper aufrichten, mit den Händen den unteren Rücken stützen. Die Schulterblätter aktivieren und nach hinten und unten ziehen, die Ellenbogen zeigen nach hinten. Das Brustbein nach oben anheben.
2. Den Oberkörper nach hinten neigen und mit den Händen auf den Fersen abstützen. Der Blick richtet sich nach oben zur Decke. Die ganze Körpervorderseite nach oben öffnen.

Haltungen im Stehen

Berg

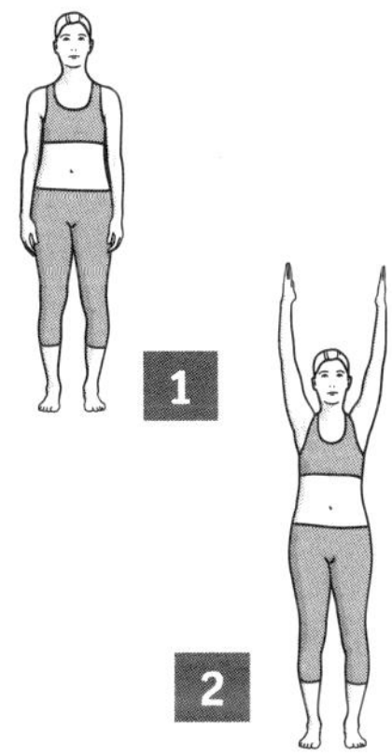

1. Einen aufrechten, hüftbreit geöffneten Stand einnehmen und das Gewicht auf dem gesamten Fuß verteilen. Die Wirbelsäule lang ziehen, das Brustbein nach vorn oben heben und die Schulterblätter sanft nach hinten unten bewegen. Den Kopf mittig ausbalancieren, die Arme befinden sich an der Körperaußenseite.
2. Nun die Arme gestreckt über die Seiten nach oben führen und schulterbreit geöffnet halten. Die Schulterblätter dabei aktiv nach unten ziehen und Spannung in den Bauch und das Gesäß bringen. Die Oberschenkel sind aktiv angespannt, um die Beine gestreckt zu halten. Den ganzen Körper von den Fußsohlen bis in die Fingerspitzen maximal aufspannen.

Kreisatmung

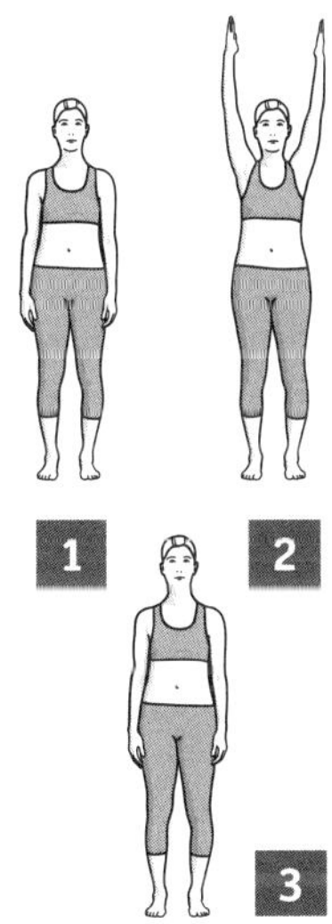

1. Mit dem Ausatmen einen aufrechten, hüftbreit geöffneten Stand einnehmen und das Gewicht auf dem gesamten Fuß verteilen. Die Wirbelsäule lang ziehen, das Brustbein nach vorn oben heben und die Schulterblätter sanft nach hinten und unten bewegen. Den Kopf mittig ausbalancieren. Die Arme befinden sich an der Körperaußenseite.
2. Einatmen und die Arme gestreckt über die Seite nach oben führen und schulterbreit geöffnet halten. Die Schulterblätter aktiv nach unten ziehen. Spannung in den Bauch und das Gesäß bringen. Die Oberschenkel sind ebenfalls aktiv angespannt, um die Beine gestreckt zu halten. Den Körper von den Fußsohlen bis in die Fingerspitzen maximal strecken.
3. Mit dem Ausatmen die gestreckten Arme wieder an der Körperaußenseite zurückführen und den Bewegungsablauf mit dem nächsten Einatmen wiederholen.

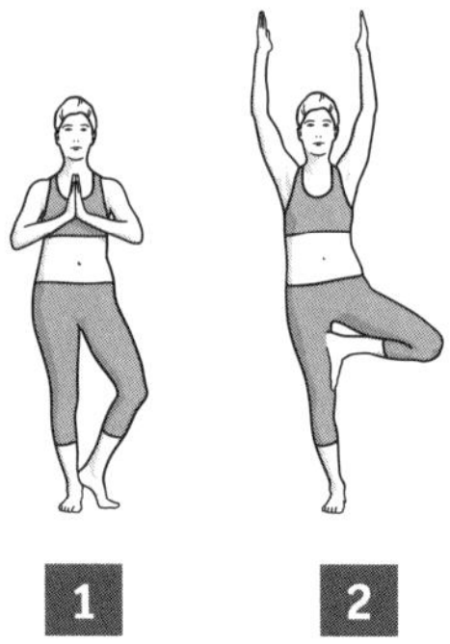

Baum

1. Im aufrechten Stand beginnen und das Gewicht auf das rechte Bein verlagern. Den linken Fuß auf Spitze stellen und das linke Knie nach außen drehen, sodass sich die Hüfte öffnet. Die Handflächen vor dem Brustbein aneinanderlegen.
2. Die Zehenspitzen langsam vom Boden lösen und den linken Fuß mit der Sohle an die rechte Oberschenkelinnenseite anlegen. Fuß und Oberschenkel drücken gegeneinander, um Stabilität aufzubauen. Die Arme nach oben strecken.

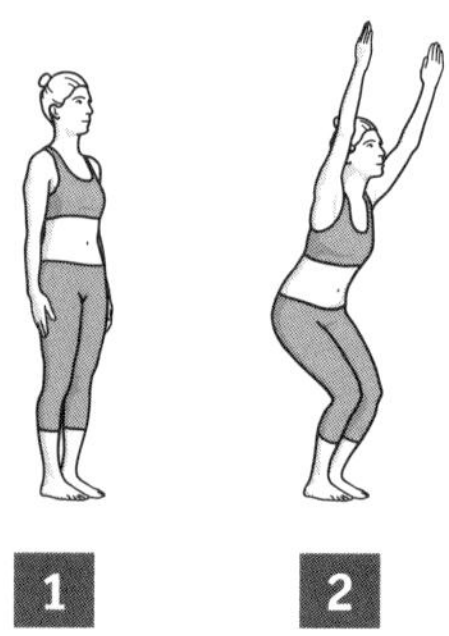

Blitz

1. Ausatmen und einen aufrechten, hüftbreit geöffneten Stand einnehmen, dabei das Gewicht auf dem gesamten Fuß verteilen. Die Wirbelsäule langziehen, das Brustbein nach vorn und oben heben und die Schulterblätter sanft nach hinten unten bewegen. Den Kopf mittig ausbalancieren. Die Arme befinden sich an der Körperaußenseite.
2. Einatmen, die Knie beugen und das Gesäß nach hinten unten absenken. Dabei den Abstand zwischen beiden Knien beibehalten. Die Arme über vorn nach oben neben die Ohren führen. Die Schulterblätter aktivieren, um die Schultern weit von den Ohren wegzuhalten.

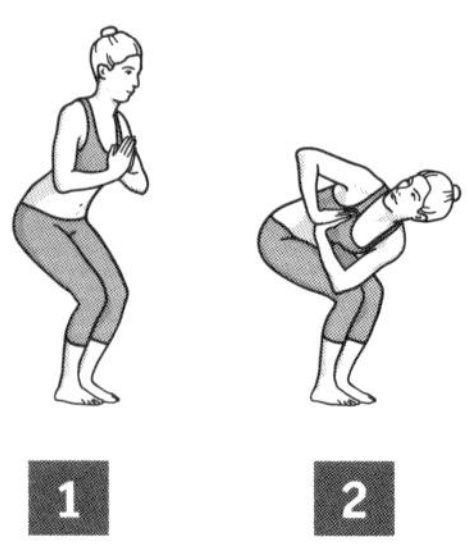

Gedrehter Blitz

1. Die Knie beugen und das Gesäß nach hinten unten absenken. Der Oberkörper neigt sich dabei leicht nach vorn. Den Rücken gestreckt halten und die Handflächen vor dem Brustbein aneinanderlegen.
2. Den Oberkörper so weit nach rechts drehen, dass der linke Ellenbogen an der Außenseite des rechten Knies ankommt. Die Hände bleiben vor dem Brustbein. Den Oberkörper weit nach rechts oben aufdrehen und den Blick mitnehmen. Die Schultern ziehen weg von den Ohren nach unten, die Knie bleiben auf einer Höhe.

Tänzer

1. Im aufrechten Stand das rechte Knie beugen, den Fußspann mit der rechten Hand umgreifen und die Ferse zum Gesäß ziehen. Die Hüfte bleibt gestreckt. Den linken Arm nach oben strecken, um den Stand aufzurichten. Der Blick zeigt geradeaus nach vorn.
2. Den Oberkörper aus der Hüfte nach vorn neigen, aber nicht zu weit absenken. Das rechte Bein geht nach oben, sodass das Knie nach hinten zeigt. Das Standbein bleibt gestreckt, die Hüften sind parallel zueinander ausgerichtet. Der rechte Oberschenkel und der Oberkörper bilden eine diagonale Linie.

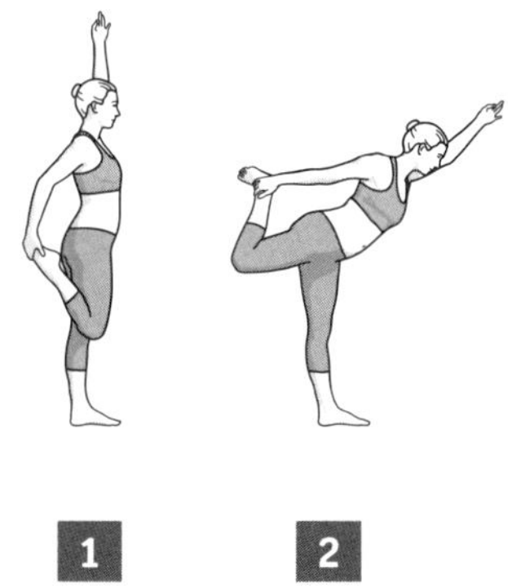

Krieger 3

1. Einen aufrechten, hüftbreit geöffneten Stand einnehmen und das Gewicht auf dem gesamten Fuß verteilen. Die Wirbelsäule lang ziehen, das Brustbein nach vorn oben heben und die Schulterblätter sanft nach hinten unten bewegen. Den Kopf mittig ausbalancieren. Die Arme befinden sich an der Körperaußenseite.
2. Das rechte Bein gestreckt nach hinten oben anheben. Den geraden Oberkörper aus dem Becken nach vorn neigen, sodass das angehobene Bein und der Rumpf parallel zum Boden stehen und eine Linie bilden. Die Arme über die Seite nach vorn neben die Ohren führen. Die Hüften bleiben geschlossen, beide Hüftknochen zeigen nach unten zum Boden.

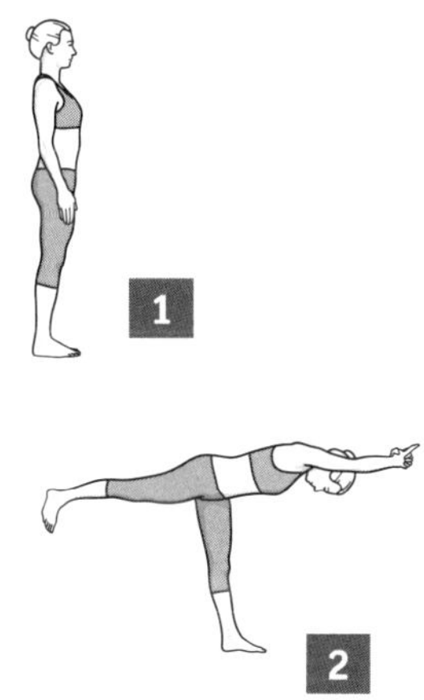

Hand-Fuß-Haltung zur Seite

1. Einen aufrechten, hüftbreit geöffneten Stand einnehmen und die Wirbelsäule lang ziehen. Das Brustbein nach vorn oben heben und die Schulterblätter sanft nach hinten unten bewegen. Den Kopf mittig ausbalancieren. Die Arme befinden sich an der Körperaußenseite.
2. Das Gewicht auf den linken Fuß verteilen und das rechte Bein angewinkelt seitlich nach oben führen. Mit Zeige- und Mittelfinger den rechten großen Zeh umgreifen.
3. Das rechte Bein seitlich strecken. Die aufrechte Haltung beibehalten. Die Hüfte bleibt nach vorn ausgerichtet und das Standbein gestreckt.

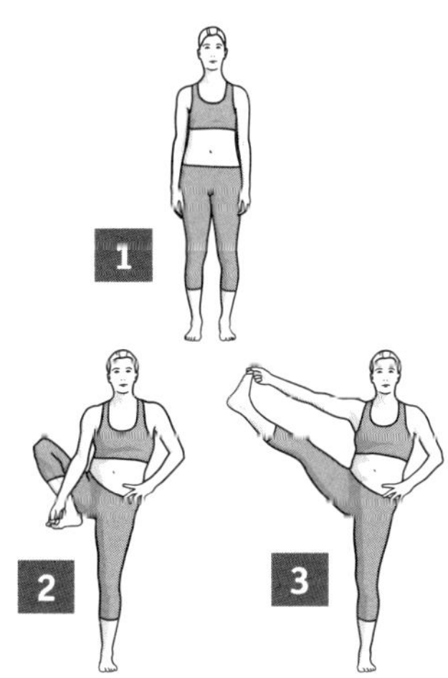

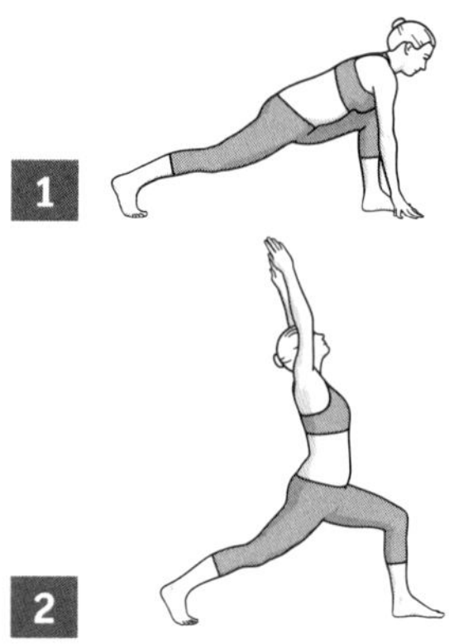

Krieger 1

1. Die Sprinterposition einnehmen, dazu den linken Fuß nach vorn zwischen die Hände stellen. Das rechte Bein nach hinten strecken und die Zehen aufstellen. Das hintere Knie ist vom Boden angehoben. Den Rücken strecken und die Schultern von den Ohren wegziehen.
2. Den Oberkörper aufrichten, sodass die Schultern über den Hüften stehen. Die Arme dabei über die Seiten nach oben führen. Das Brustbein nach vorn oben anheben. Beide Hüftknochen zeigen nach vorn. Das vordere Knie steht über dem Sprunggelenk.

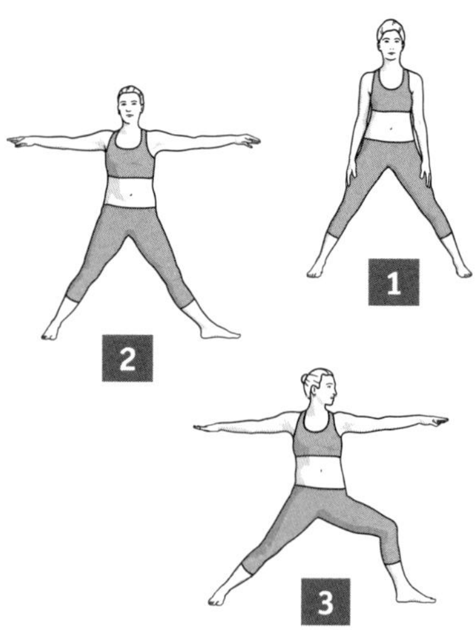

Krieger 2

1. Aus dem aufrechten Stand eine breite Grätschposition einnehmen, sodass die Füße deutlich weiter als schulterbreit geöffnet sind.
2. Die Zehen des linken Fußes zum vorderen Mattenrand ausrichten, die Zehen des rechten Fußes um 90 Grad zur Seite drehen, beide Beine sind gestreckt. Die Arme auf Schulterhöhe zur Seite strecken und die Wirbelsäule aufrichten.
3. Das vordere Knie beugen und bis über das Sprunggelenk nach vorn schieben. Bei einem großen Ausfallschritt darf der Oberschenkel parallel zum Boden stehen, das hintere Bein bleibt gestreckt. Den Blick nach vorn richten. Der Oberkörper bleibt aufrecht und die Hüfte zur Seite geöffnet.

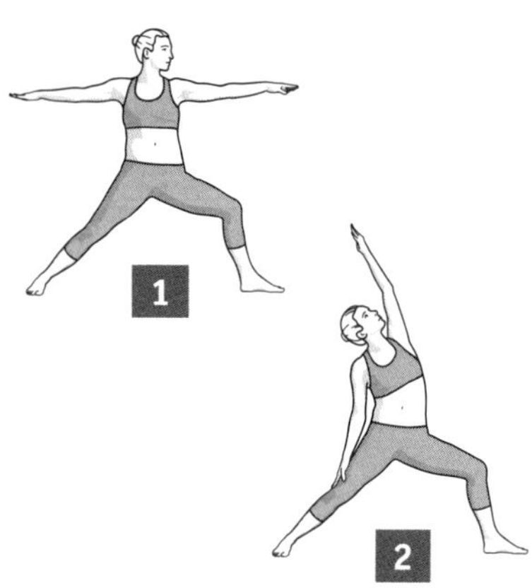

Krieger zur Sonne

1. Die Krieger-2-Schlussposition einnehmen. Das vordere Knie beugen und bis über das Sprunggelenk nach vorn schieben. Bei einem großen Ausfallschritt darf der Oberschenkel parallel zum Boden stehen. Den Blick nach vorn richten. Der Oberkörper bleibt aufrecht und die Hüfte zur Seite geöffnet.
2. Der linke Arm steigt nach vorn oben, während der rechte Arm nach hinten unten absinkt. Der Oberkörper neigt sich nach hinten. Das Brustbein und den Blick nach vorn oben richten. Das vordere Knie bleibt tief gebeugt und das hintere Bein gestreckt.

Demütiger Krieger

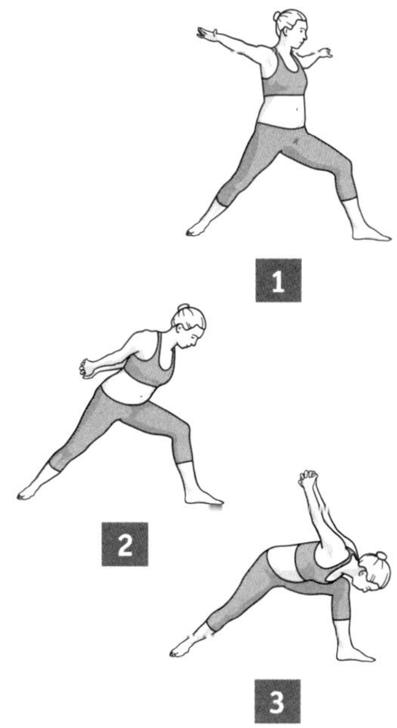

1. Mit einem Ausfallschritt beginnen. Den hinteren Fuß um 90 Grad drehen, sodass die Zehen nach außen zeigen. Das vordere Bein ist maximal um 90 Grad gebeugt. Das hintere Bein strecken. Den Oberkörper nach vorn ausrichten und die Arme seitlich ausstrecken. Das Brustbein weit nach vorn oben anheben.
2. Die Hände hinter dem Rücken greifen und die Arme nach hinten strecken. Den Oberkörper aus der Hüfte nach vorn neigen.
3. Den Rumpf soweit absenken, bis sich die linke Schulter an der Innenseite des linken Knies befindet. Die Arme gestreckt nach hinten und oben anheben. Den gestreckten Rücken beibehalten und den Blick nach unten richten.

Dreieck

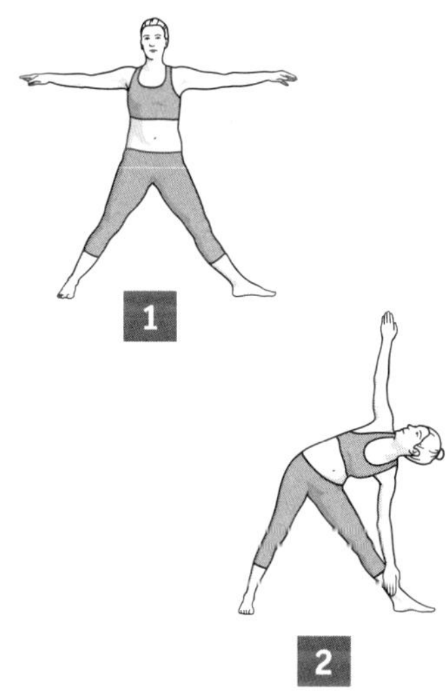

1. In eine mehr als schulterbreit geöffnete Grätschposition kommen. Beide Beine sind gestreckt, die Oberschenkelmuskulatur ist aktiv angespannt, die Haltung aufrecht. Die Arme auf Schulterhöhe zur Seite strecken.
2. Den Oberkörper zur Seite neigen, bis die vordere Hand den Boden berührt. Beide Beine bleiben gestreckt. Beide Arme bilden eine gerade Linie. Den Oberkörper nach oben aufdrehen, der Blick geht zur Decke.

Hinweis:
Alternativ kann die vordere Hand auch auf das Schienbein oder das Sprunggelenk gelegt werden.

1
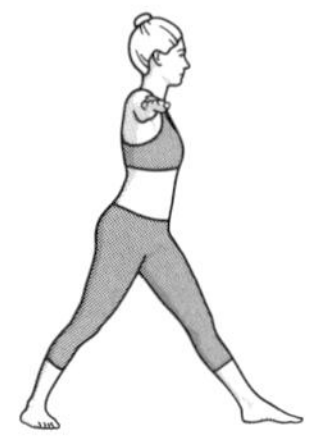

2
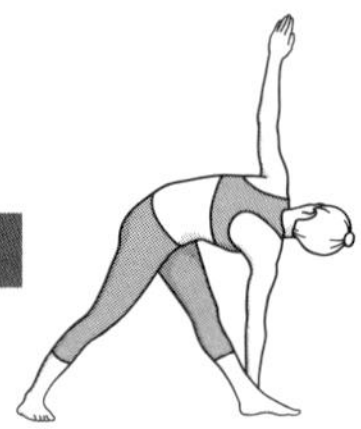

Gedrehtes Dreieck

1. In einer großen Schrittposition beginnen. Der linke Fuß steht mit den Zehen nach vorn, der rechte ist um 45 Grad nach außen gedreht. Beide Beine sind gestreckt und die Füße stehen fest auf der Matte. Den Oberkörper nach vorn ausrichten, sodass beide Hüftknochen nach vorn zeigen. Die Wirbelsäule aufrichten und die Arme bis auf Schulterhöhe seitlich ausstrecken.
2. Den Oberkörper mit geradem Rücken nach vorn neigen. Die rechte Hand auf dem Boden abstellen oder das Sprunggelenk umfassen und den Oberkörper nach links aufdrehen. Der linke Arm zeigt nach oben zur Decke, der Blick zeigt nach oben.

1
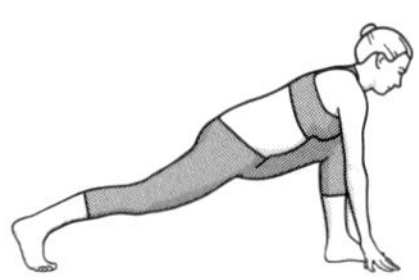

2
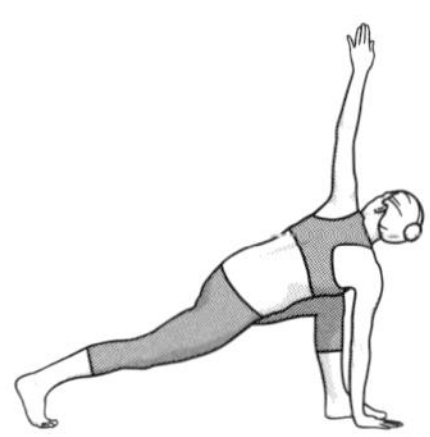

Gedrehter Winkel

1. Die Sprinterposition einnehmen. Den linken Fuß nach vorn zwischen die Hände stellen. Das rechte Bein nach hinten strecken und die Zehen aufstellen. Das hintere Knie schwebt über dem Boden. Den Rücken strecken und die Schultern von den Ohren weg nach unten ziehen.
2. Die rechte Hand unter der rechten Schulter absetzen. Mit dem Oberkörper nach links aufdrehen. Den linken Arm nach oben strecken, der Blick zeigt nach oben zur linken Hand.

1
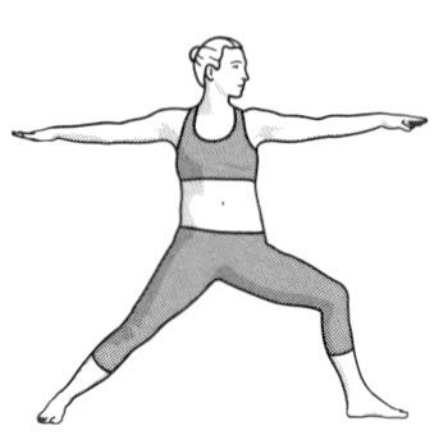

2
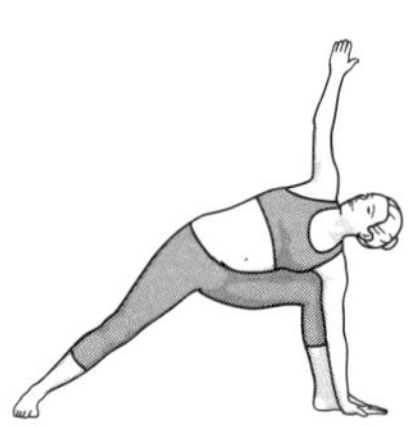

Gestreckter Winkel

1. Die Krieger-2-Schlussposition einnehmen. Das linke Knie beugen und bis über das Sprunggelenk nach vorn schieben. Das rechte Bein bleibt gestreckt. Bei einem großen Ausfallschritt darf der linke Oberschenkel parallel zum Boden stehen. Den Blick nach vorn richten. Der Oberkörper bleibt aufrecht und die Hüfte zur Seite geöffnet.
2. Den Oberkörper zur linken Seite neigen. Die linke Hand an der Innenseite des vorderen Fußes absetzen. Die Beine bleiben unverändert stabil. Der linke Unterarm steht parallel zum linken Unterschenkel. Die Wirbelsäule strecken und den Oberkörper so weit wie möglich nach oben öffnen. Den rechten Arm nach oben strecken, sodass beide Arme eine Linie bilden. Der Blick zeigt nach oben zur rechten Hand.

Schwingender Krieger

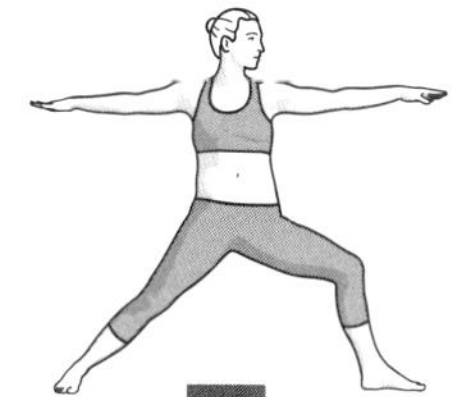

1

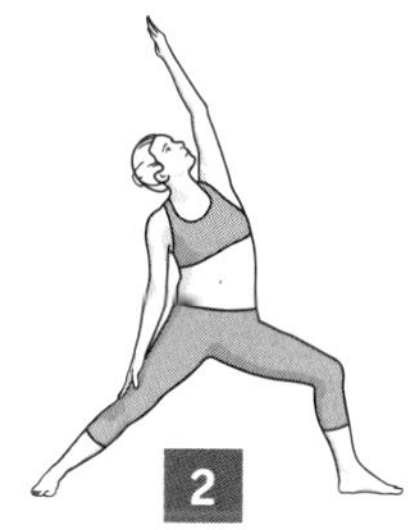

2

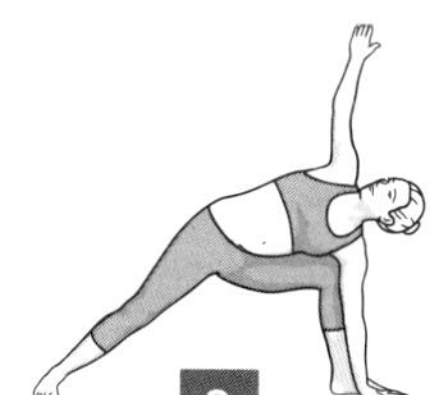

3

1. Die Krieger-2-Schlussposition einnehmen. Das linke Knie beugen und bis über das Sprunggelenk nach vorn schieben. Das rechte Bein bleibt gestreckt. Bei einem großen Ausfallschritt darf der linke Oberschenkel parallel zum Boden stehen. Den Blick nach vorn richten. Der Oberkörper bleibt aufrecht und die Hüfte zur Seite geöffnet.
2. Mit dem Einatmen hebt sich der linke Arm nach vorn oben. Gleichzeitig sinkt der rechte Arm nach hinten unten ab. Der Oberkörper neigt sich nach hinten. Das Brustbein und den Blick nach vorn oben richten. Das vordere Knie bleibt tief gebeugt und das hintere Bein gestreckt.
3. Mit dem Ausatmen den Oberkörper zur linken Seite neigen. Die linke Hand an der Innenseite des vorderen Fußes absetzen, die Beine bleiben unverändert stabil. Der linke Unterarm steht parallel zum linken Unterschenkel. Die Wirbelsäule strecken und den Oberkörper so weit wie möglich nach oben öffnen. Den rechten Arm nach oben strecken, sodass beide Arme eine Linie bilden. Der Blick zeigt nach oben zur rechten Hand. Diesen Bewegungsablauf wiederholen: Mit dem Einatmen den linken Arm nach oben strecken und mit dem Ausatmen in die Seite neigen.

Hinweis:
Alternativ kann anstatt der Hand auf dem Boden auch der Unterarm auf dem Oberschenkel abgelegt werden.

Stehende Grätsche

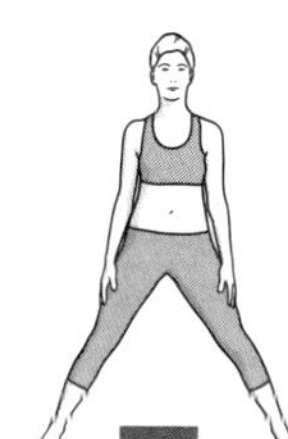

1

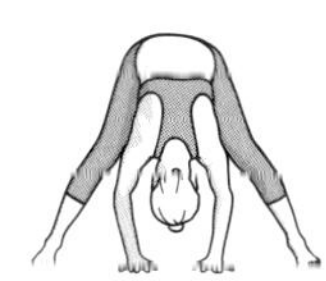

2

1. In eine mehr als schulterbreite Grätschposition kommen. Beide Beine sind gestreckt. Die Oberschenkelmuskulatur ist aktiv angespannt, die Haltung ist aufrecht. Die Arme befinden sich an der Körperaußenseite.
2. Den Oberkörper mit gestrecktem Rücken nach vorn neigen, bis die Hände auf der Matte aufkommen. Die Beine aktiv strecken und die Sitzbeinhöcker nach oben und auseinander schieben. Den Oberkörper so weit wie möglich durch die Beine durchbewegen. Alternativ die Sprunggelenke seitlich umgreifen, um die Dehnung zu intensivieren.

Stehende Vorbeuge

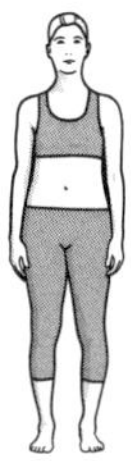

1

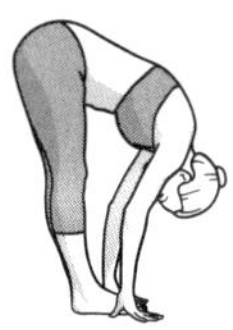

2

1. Einen aufrechten, hüftbreit geöffneten Stand einnehmen, dabei das Gewicht auf dem gesamten Fuß verteilen. Die Wirbelsäule lang ziehen, das Brustbein nach vorn oben heben und die Schulterblätter sanft nach hinten unten bewegen. Den Kopf mittig ausbalancieren. Die Arme befinden sich an der Körperaußenseite.
2. Mit gestrecktem Rücken aus dem Becken nach vorn neigen, bis die Hände die Matte erreichen. Den Oberkörper so weit wie möglich an die gestreckten Beine heranbewegen. Den Nacken entspannen.

Hinweis:
Alternativ die Beine seitlich an den Sprunggelenken umgreifen, um den Oberkörper so mit einem sanften Zug näher an die Beine zu ziehen.

Gerader Rücken

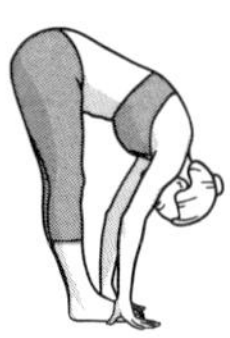

1

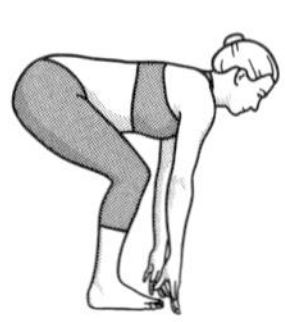

2

1. Mit dem Ausatmen in der stehenden Vorbeuge beginnen. Den Oberkörper so weit wie möglich an die gestreckten Beine bewegen. Den Nacken entspannen.
2. Einatmen, die Knie leicht anbeugen und den Oberkörper so gerade wie möglich parallel zum Boden aufrichten. Die Arme seitlich auf Schulterhöhe ausstrecken. Die Schulterblätter ziehen aktiv hinten zusammen und der Bauchnabel nach oben. Der Rücken ist gestreckt. Diesen Bewegungsablauf wiederholen: Mit dem Ausatmen den Oberkörper in die Vorbeuge absenken und die Beine strecken. Mit dem Einatmen die Knie beugen und den Oberkörper aufrichten.

Stützhaltungen

Herabschauender Hund

1. Einen Vierfüßlerstand einnehmen mit den Händen unter den Schultern. Die Knie sind hüftbreit geöffnet, die Wirbelsäule ist gestreckt und stabil, der Blick zeigt nach unten auf die Matte. Die Füße sind abgelegt.
2. Die Knie von der Matte lösen und das Gesäß weit nach hinten und oben schieben, sodass Oberkörper und Beine ein umgedrehtes V bilden. Die Fersen schieben nach unten und außen. Beine strecken und die Sitzbeinhöcker nach oben und außen schieben. Den Rücken lang ziehen und das Brustbein nach hinten in Richtung Knie schieben. Dabei den Nacken entspannen.

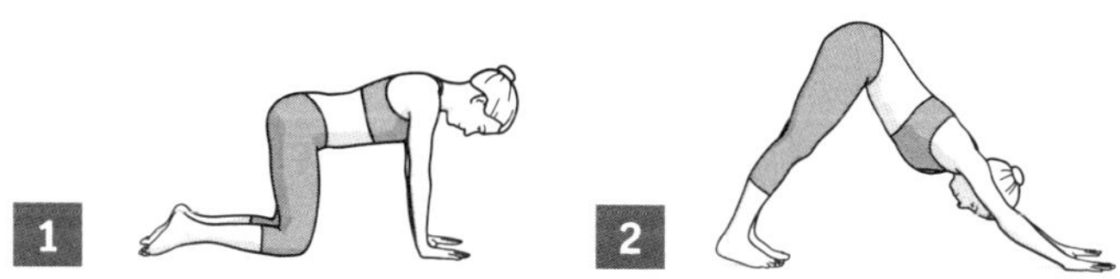

Dreibeiniger Hund

1. Im herabschauenden Hund beginnen. Das Gesäß weit nach hinten und oben schieben, sodass Oberkörper und Beine ein umgedrehtes V bilden. Die Fersen stehen auf der Matte. Beine strecken und die Sitzbeinhöcker nach oben und außen schieben. Den Rücken strecken und das Brustbein nach hinten in Richtung Knie schieben. Dabei den Nacken entspannen.
2. Das rechte Bein langsam und gestreckt nach oben anheben. Den rechten Hüftknochen mit anheben, sodass sich das Becken nach rechts aufdreht, die Schultern bleiben stabil, das linke Bein ist gestreckt.
3. Das rechte Knie beugen und weit nach oben schieben. Die rechte Ferse zieht zur linken Gesäßseite. Schultern und Standbein bleiben stabil und gestreckt.

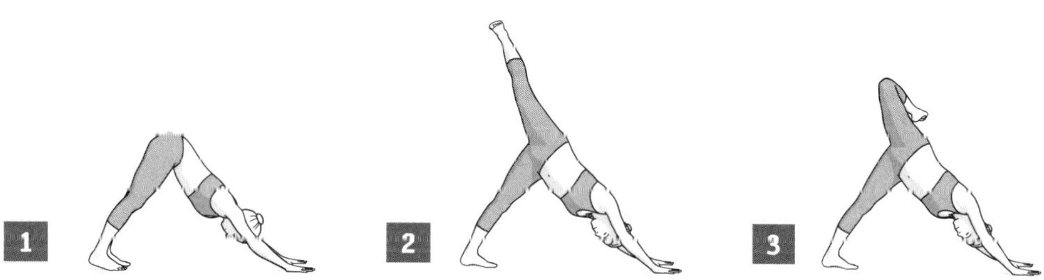

Heraufschauender Hund

1. In der Bauchlage beginnen und die Hände unterhalb der Schultern platzieren. Die Schulterblätter nach hinten zusammenziehen und den Rumpf leicht abheben. Die Matte mit den Händen gefühlt nach hinten wegschieben, sodass sich der Oberkörper nach vorn aufrichtet.
2. Den Druck auf die Hände erhöhen. Die Arme strecken und den Oberkörper weiter anheben. Die Beine liegen auf der Matte auf oder schweben über ihr. Den Blick nach vorn oben richten.

1 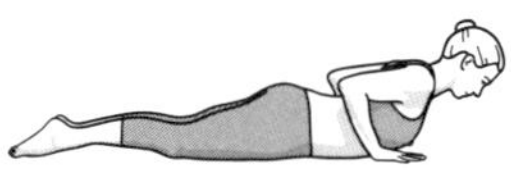

2 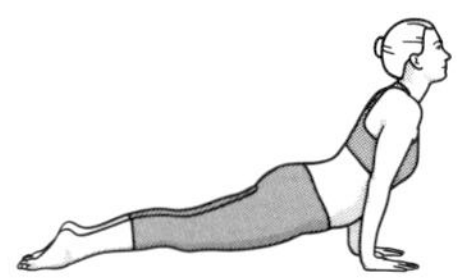

Hohe Planke

1. Im herabschauenden Hund beginnen. Das Gesäß schiebt sich weit nach hinten und oben, sodass Oberkörper und Beine ein umgedrehtes V bilden. Die Fersen stehen auf der Matte. Beine strecken und die Sitzbeinhöcker nach oben und außen schieben. Den Rücken lang ziehen und das Brustbein nach hinten in Richtung Knie schieben. Dabei den Nacken entspannen.
2. Den Oberkörper nach vorn bewegen, bis die Schultern über den Handgelenken stehen. Die Körpermitte stabil halten, sodass Rumpf und Beine eine gerade Linie bilden.

1 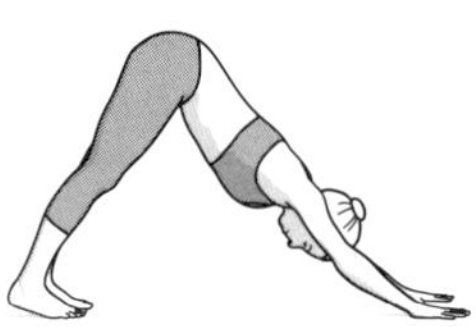

2 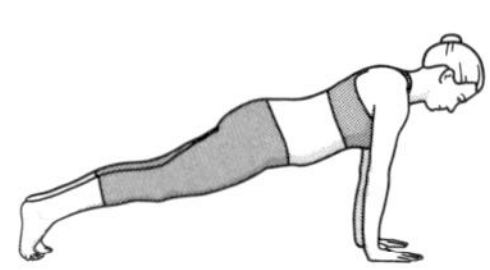

Tiefe Planke

1. In der Planke beginnen, mit den Schultern über den Handgelenken. Die Körpermitte ist stabil, Beine und Oberkörper bilden eine gerade Linie. Die Schultern stehen etwas höher als das Gesäß.
2. Die Ellenbogen beugen und den Körper nach unten absenken, bis die Oberarme seitlich am Oberkörper anliegen. Ober- und Unterarme bilden einen 90-Grad-Winkel. Die Schultern, das Gesäß und die Fersen bilden eine Linie. Den gesamten Körper stabil parallel zur Matte halten.

1 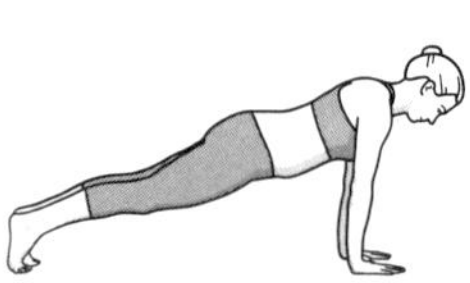

2 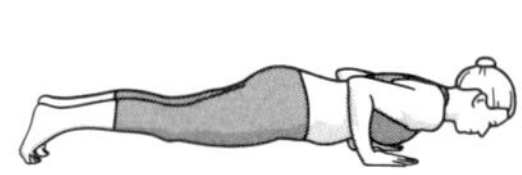

Delfin

1. Im Vierfüßlerstand beginnen und die Unterarme parallel nebeneinander auf dem Boden abstützen. Die Ellenbogen stehen unter den Schultern, der Blick zeigt nach unten auf die Matte.
2. Die Knie von der Matte lösen und das Gesäß weit nach oben drücken. Das Brustbein schiebt nach hinten in Richtung der Oberschenkel. Die Unterarme bleiben parallel. Die Beine so weit wie möglich strecken. Fersen in Richtung Boden schieben.

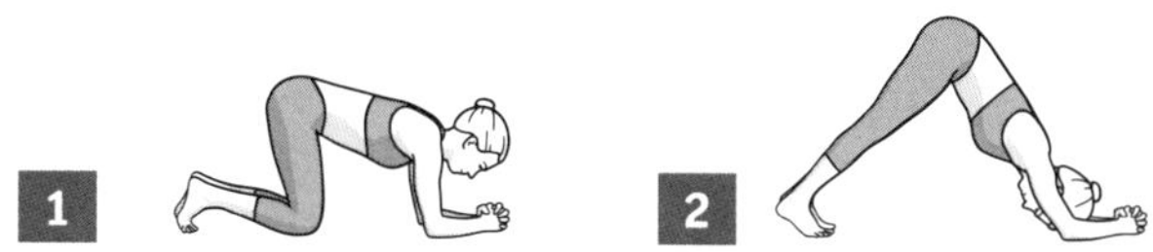

Tisch

1. Im Sitzen die Füße hüftbreit anstellen und mit den Händen hinter dem Gesäß abstützen. Die Fingerspitzen zeigen nach hinten, die Zehen nach vorn. Das Becken anheben, sodass sich Knie, Gesäß und Schultern auf einer Höhe befinden. Die Knie parallel halten und Brustbein und Hüften nach oben schieben. Der Blick zeigt nach oben oder, wenn sich das im Nacken unangenehm anfühlt, das Kinn zum Brustbein ziehen.
2. Den rechten Fuß vom Boden lösen und das Bein nach vorn strecken. Das Becken stabil oben halten.

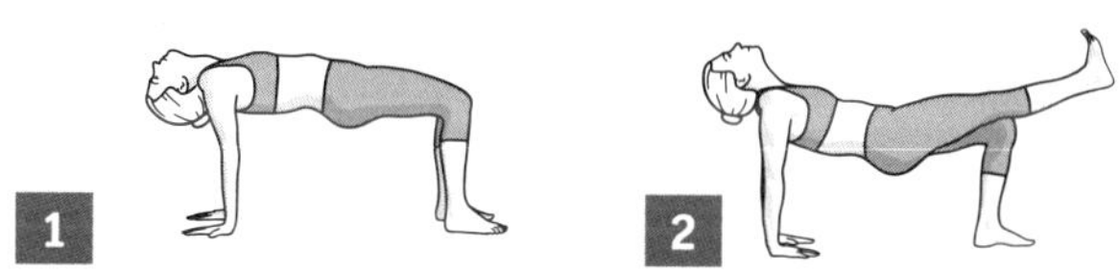

Brücke

1. In der Rückenlage die Füße ans Gesäß heranstellen. Die Zehen zeigen nach vorn, die Knie sind hüftbreit geöffnet. Die Arme liegen seitlich am Körper.
2. Die Hände seitlich neben den Ohren aufstellen mit den Fingerspitzen zu den Füßen. Die Ellenbogen ziehen nach oben. Jetzt Druck auf die Hände und Füße geben und das Gesäß etwas vom Boden anheben.
3. Die Arme strecken und Hüften und Brustbein nach oben schieben, sodass das Becken den höchsten Punkt bildet. Den hüftbreiten Abstand zwischen den Knien beibehalten und den Kopf entspannt hängen lassen.

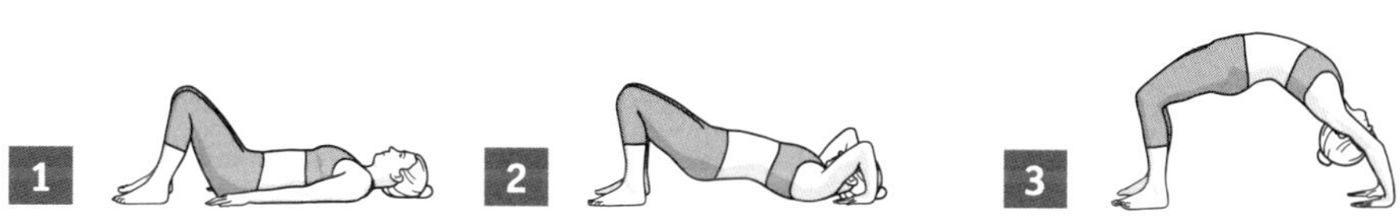

Krähe

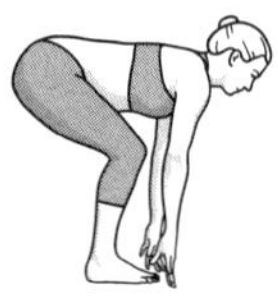

1

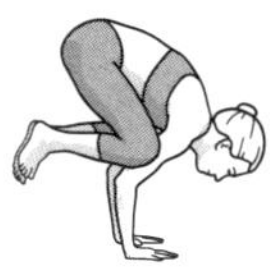

2

1. Aus dem schulterbreit geöffneten, aufrechten Stand die Knie leicht beugen und den Oberkörper nach vorn absenken. Die Hände vor den Füßen flach auflegen. Die Arme aktiv strecken und das Gewicht von den Fersen nach vorn auf die Zehen verlagern. Mit den Schultern über die Handgelenke kommen und etwas Gewicht auf die Hände bringen.
2. Die Fersen anheben und die Knie an der Außenseite der Oberarme ansetzen. Mehr Gewicht auf die Hände bringen und den Körperschwerpunkt nach vorn verlagern. Das Gesäß bleibt weit oben, die Schultern kommen weiter nach vorn. Die Beine drücken von außen gegen die Oberarme und die Arme schieben von innen dagegen. Einen Punkt auf dem Boden fixieren und die Zehen vom Boden lösen.

Hinweis:
Alternativ nur eine Zehe vom Boden lösen, um erst mal ein Gefühl für die Armbalance zu bekommen.

Haltungen im Liegen

Happy Child

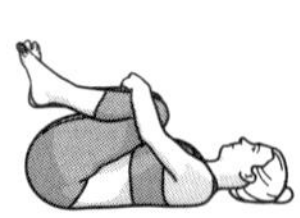

1

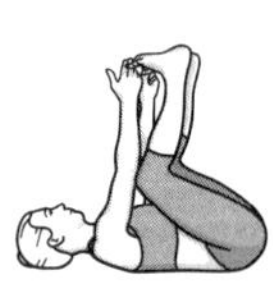

2

1. In der Rückenlage mit angezogen Beinen beginnen. Kopf und Schultern liegen entspannt auf der Matte.
2. Die Knie etwas nach außen öffnen. Die Unterschenkel senkrecht nach oben stellen, sodass die Fußsohlen in Richtung der Decke zeigen. Mit Zeige- und Mittelfinger der rechten Hand die rechte große Zehe umgreifen und auf der linken Seite ebenso verfahren. Mit den Händen einen sanften Druck von oben nach unten ausüben, um die Knie weiter in Richtung Boden zu schieben. Der Rücken bleibt dabei auf der Matte.

Hinweis:
Diese Position muss nicht starr gehalten werden. Gern über den Rücken nach rechts oder links rollen oder auch mal ein Bein etwas mehr strecken.

Fisch

1. In der Rückenlage mit den Armen eng am Körper beginnen. Die Füße kurz anstellen, um das Gesäß leicht anzuheben. Dabei die Arme unter den Körper schieben und die Hände mit dem Handrücken nach oben unter dem Gesäß ablegen. Dieses anschließend wieder auf die Hände absenken.
2. Den Oberkörper aufrichten und dabei die Unterarme fest in die Matte drücken, sodass die Oberarme nach oben kommen. Das Brustbein zur Decke richten und den Hinterkopf auf der Matte aufsetzen, sodass sich der gesamte Brustkorb öffnet und weitet. Das Gesäß bleibt entspannt auf der Matte, die Beine sind gestreckt.

1

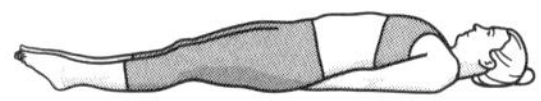

2

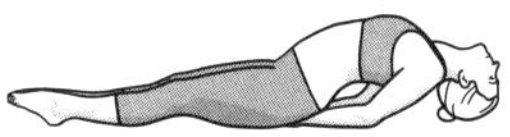

Knie liegend heranziehen

1. In der Rückenlage beginnen und die Füße ans Gesäß stellen. Schultern und Kopf auf der Matte ablegen.
2. Mit der rechten Hand das rechte Knie umgreifen und mit der linken Hand das linke Knie. Beide Knie zum Oberkörper heranziehen. Kopf und Schulter bleiben entspannt liegen. Mit dem Ausatmen die Beine etwas enger heranziehen und beim Einatmen wieder lösen.

1

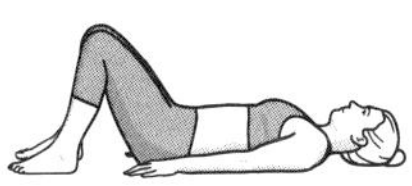

2

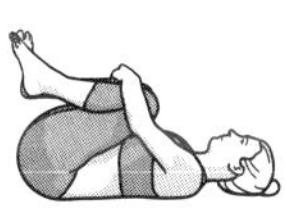

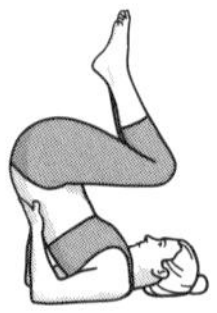

1

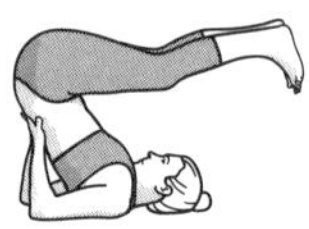

2

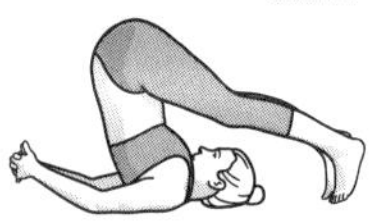

3

Pflug

1. In der Rückenlage die Füße ans Gesäß stellen, die Arme liegen eng am Körper. Das Gesäß anheben und das Becken mit den Händen abstützen. Die Knie sind gebeugt.
2. Die Beine über den Kopf nach hinten strecken, sodass sich die Beine parallel zum Boden befinden. Weiterhin das Becken mit den Händen stützen.
3. Die Zehen hinter dem Kopf auf den Boden bringen. Das Gesäß zeigt nach oben, die Fersen schieben nach hinten, die Beine sind gestreckt. Die Hände vom Becken lösen und ineinander verschränken, die Arme nach vorn strecken.

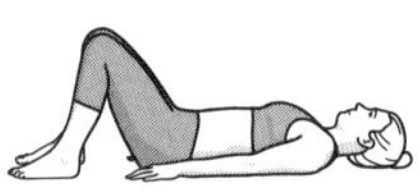

1

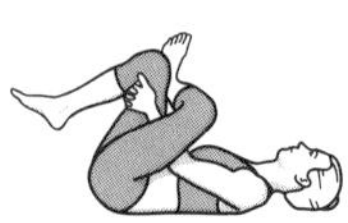

2

Elefant durchs Nadelöhr liegend

1. In der Rückenlage beginnen. Die Füße ans Gesäß stellen, Schultern und Kopf auf der Matte ablegen.
2. Den rechten Fuß mit der Außenseite auf den linken Oberschenkel auflegen, sodass das rechte Knie nach außen zeigt. Mit den Händen den linken Oberschenkel greifen und zum Oberkörper heranziehen. Kopf und Schultern bleiben entspannt auf der Matte liegen. Das linke Bein etwas nach links ziehen, um die Dehnung zu intensivieren.

Kobra

1. In der Bauchlage beginnen und die Hände unterhalb der Schultern platzieren. Die Schulterblätter nach hinten zusammenziehen und den Oberkörper leicht anheben. Die Matte mit den Händen gefühlt nach hinten wegschieben, sodass sich der Oberkörper nach vorn aufrichtet.
2. Die Schulterblätter bewusst nach hinten zusammenziehen. Den Rumpf dabei weiter aufrichten. Die Schultern bewegen sich von den Ohren weg. Die Matte mit den Händen gefühlt noch weiter nach hinten wegschieben, sodass sich das Brustbein mehr nach vorn anhebt. Blick nach vorn auf den Boden.

1

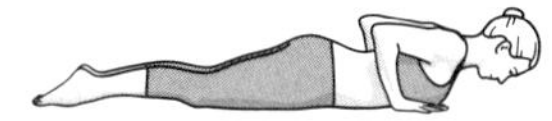

2

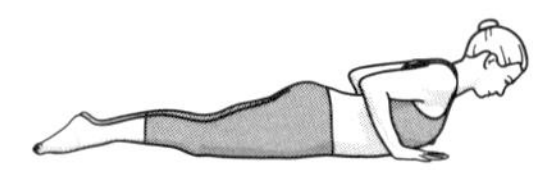

Taube

1. Aus dem Vierfüßlerstand das rechte Bein nach vorn zum rechten Handgelenk ziehen. Den rechten Fuß auf der linken Seite der Matte ablegen, sodass der Unterschenkel diagonal aufliegt. Das linke Bein nach hinten strecken. Beide Hüftknochen befinden sich auf einer Höhe.
2. Den Oberkörper über das vordere Bein ablegen. Auf den Unterarmen abstützen und den Kopf entspannt hängen lassen.

1

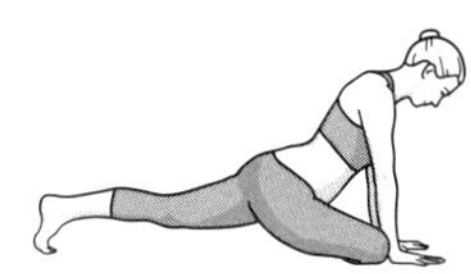

2

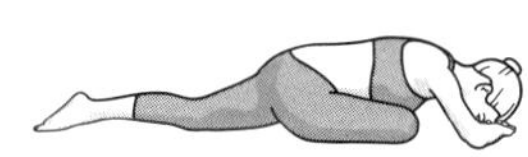

Hinweis:
In der Schlussposition können auch die Arme nach vorn gestreckt und der Oberkörper komplett nach vorn abgelegt werden.

Alle Workouts auf einen Blick

Mehr Beweglichkeit mit den Workouts 1 bis 11

	Workout	Seite
1	Beweglichkeit von Kopf bis Fuß für Einsteiger	14–15
2	Beweglichkeit von Kopf bis Fuß für Fortgeschrittene	16–17
3	Beweglichkeit von Kopf bis Fuß für Profis	18–19
4	Bewegliche Hüften für Einsteiger	20–21
5	Bewegliche Hüften für Fortgeschrittene	22–23
6	Geschmeidige Schultern für Einsteiger	24–25
7	Geschmeidige Schultern für Fortgeschrittene	26–27
8	Mobile Wirbelsäule für Einsteiger	28–29
9	Mobile Wirbelsäule für Fortgeschrittene	30–31
10	Entspannte Beine für Einsteiger	32–33
11	Entspannte Beine für Fortgeschrittene	34–35

Kraft und Stabilität mit den Workouts 12 bis 20

	Workout	Seite
12	Kraft für den gesamten Körper für Einsteiger	36–37
13	Kraft für den gesamten Körper für Fortgeschrittene	38–39
14	Kraft für den gesamten Körper für Profis	40–41
15	Feste Körpermitte für Einsteiger	42–43
16	Feste Körpermitte für Fortgeschrittene	44–45
17	Stabile Schultern für Einsteiger	46–47
18	Stabile Schultern für Fortgeschrittene	48–49
19	Kraftvolle Beine für Einsteiger	50–51
20	Kraftvolle Beine für Fortgeschrittene	52–53

Übungsflows mit den Workouts 21 bis 25

	Workout	Seite
21	Sonnengruß für Einsteiger	54–55
22	Sonnengruß für Fortgeschrittene	56–57
23	Beweglichkeitsflow für die Wirbelsäule	58–59
27	Beweglichkeitsflow für Schultern und Oberkörper	60–61
25	Beweglichkeitsflow für Hüften und Beine	62–63

Hilfe bei körperlichen Beschwerden mit den Workouts 26 bis 30

	Workout	Seite
26	Workout für einen schmerzfreien Rücken	64–65
27	Workout gegen Kopfschmerzen	66–67
28	Detoxworkout	68–69
29	Workout zur Verdauungsanregung	70–71
30	Entspannungsworkout für Schulter und Nacken	72–73

Yoga als Begleiter durch den Tag mit den Workouts 31 bis 34

	Workout	Seite
31	Aktivierendes Guten-Morgen-Programm	74–75
32	Entspannendes Feierabendprogramm	76–77
33	Gute-Nacht-Programm für erholsamen Schlaf	78–79
34	Mittagspausenprogramm für mehr Energie	80–81

Körperliche und spirituelle Unterstützung mit den Workouts 35 bis 38

	Workout	Seite
35	Workout für mehr innere Stabilität und Kraft	82–83
36	Workout für das innere Gleichgewicht	84–85
37	Workout für mehr Stärke und Selbstbewusstsein	86–87
38	Workout zur Entspannung und Regeneration	88–89

Für Männer und Kinder – Workouts 39 bis 41

	Workout	Seite
39	Männerworkout für mehr Beweglichkeit	90–91
40	Männerworkout für mehr Kraft und Ausdauer	92–93
41	Yogaworkout für Kinder	94–95

Mehr Leistungsfähigkeit im Sport mit den Workouts 42 bis 50

	Workout	Seite
42	Beweglichkeitsprogramm für Läufer	96–97
43	Ausgleichsprogramm für Radfahrer	98–99
44	Schulterentspannungsprogramm für Schwimmer	100–101
45	Ausgleichsprogramm für Tennisspieler	102–103
46	Stabilisationsprogramm für Golfer	104–105
47	Beweglichkeitsprogramm für Kletterer	106–107
48	Beweglichkeitsprogramm für Fußballer	108–109
49	Stabilisationsprogramm für Basketballer	110–111
50	Schulterentspannungsprogramm für Handballer	112–113

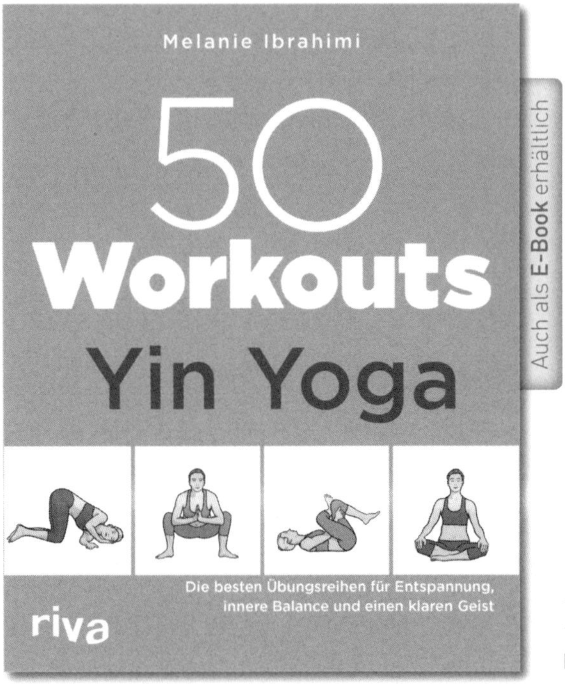

144 Seiten
12,00 € (D) | 12,40 € (A)
ISBN 978-3-7423-2517-4

Melanie Ibrahimi

50 Workouts – Yin Yoga

Die besten Übungen für Entspannung, innere Balance und einen klaren Geist

Zur Ruhe kommen, Stress abbauen, regenerieren – Yin Yoga ist perfekt, um dem Körper eine Auszeit zu geben. Yin Yoga ist die Wiederentdeckung der Langsamkeit und des Innehaltens, es lehrt eine gesunde Balance zwischen An- und Entspannung. Beim Yin Yoga verweilt man 2 bis 5 Minuten in den Positionen, so ist der Dehnimpuls sanft bis moderat. Eine bewusste Atmung, sowie Atemtechniken, unterstützt den Prozess des Loslassens während des Übens, ermöglicht mehr Konzentration und einen fokussierten Geist. Yogalehrerin Melanie Ibrahimi hat vielfältige Einheiten zusammengestellt, die dank unterschiedlicher Schwierigkeitsgrade für jedes Level geeignet sind. Diese Übungsreihen sind ein wohltuender Ausgleich und verhelfen zu einem entspannteren Alltag.

riva